Brigitte Schorr

Hochsensible in der Partnerschaft

Brigitte Schorr

Hochsensible in der Partnerschaft

SCM

SCM

Stiftung Christliche Medien

SCM Hänssler ist ein Imprint der SCM-Verlagsgruppe, die zur Stiftung Christliche Medien gehört, einer gemeinnützigen Stiftung, die sich für die Förderung und Verbreitung christlicher Bücher, Zeitschriften, Filme und Musik einsetzt.

FSC
www.fsc.org
MIX
Papier aus verantwortungsvollen Quellen
FSC® C083411

3. Auflage 2018

Umschlaggestaltung: Kathrin Spiegelberg, Weil im Schönbuch
Titelbild: shutterstock.com
Autorenfoto: Asger Jürgensen
Satz: typoscript GmbH, Walddorfhäslach
Druck und Bindung: CPI books GmbH, Leck
Gedruckt in Deutschland
ISBN 978-3-7751-5572-4
Bestell-Nr. 395.572

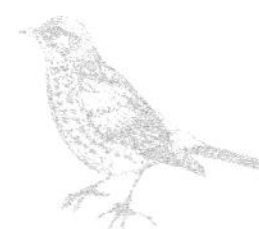

Für meine Kinder Raphael und Stella, in der Hoffnung, dass sie gerade *wegen* ihrer Hochsensibilität erfüllende Beziehungen in ihrem Leben gestalten können.

Für meinen Mann, der mir gezeigt hat, dass es auch in Zeiten größter Krise möglich ist, den Blick auf das Gute zu lenken.

Für die vielen hochsensiblen und hochsensitiven Menschen, die mit mir ihre Erfahrungen geteilt haben.

Für die vielen hochsensiblen und normalsensiblen Menschen, ohne die dieses Buch schlichtweg nicht möglich gewesen wäre.

In der Hoffnung auf eine gemeinsame Zukunft, in der es möglich ist, alle Arten von Wahrnehmungsfähigkeit ohne Angst leben zu können und dafür geschätzt zu werden.

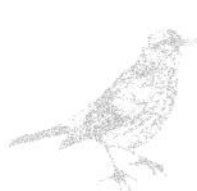

Inhalt

Einleitung

Vielleicht geht es Ihnen wie mir: Wenn ich in einer Buchhandlung die Abteilung Psychologie/Lebenshilfe aufsuche, was ich allein schon aus beruflichem Interesse regelmäßig mache, fühle ich mich etwas hilflos angesichts der Bücherflut zum Thema Liebe, Partnerschaft und Ehe. Bücher kommen oft wie Menschen daher: manche laut und aufdringlich, andere dezent und unauffällig. So unterschiedlich, wie sie in ihrem Erscheinungsbild sind, so gleichen sie sich doch häufig in ihrem Inhalt. Die Autoren und Autorinnen werden nicht müde zu betonen, was es ihrer Ansicht nach für eine gute Partnerschaft braucht, und manche zögern auch nicht, eine Art Rezept für das Gelingen einer Beziehung auszustellen. Aus ihrer jeweiligen Perspektive haben sie alle recht. Doch regelmäßig lege ich diese Ratgeber enttäuscht zur Seite, denn nahezu immer fehlt mir ein Aspekt, den ich sehr wichtig finde: das Eingehen auf die verschiedenen Persönlichkeiten und dabei auch auf die unterschiedlich ausgeprägte Sensibilität der Partner. Wie kann man beschreiben, wie eine Partnerschaft sich gestaltet, ohne auf die Hintergründe und Erfahrungen einzugehen, die jedes Leben nachhaltig prägen und die meines Erachtens sehr stark zum Gelingen oder Scheitern einer Beziehung beitragen?

Eine komplexe Beziehung

Wenn Menschen in meine psychologische Praxis kommen, weil sie verzweifelt festgestellt haben, dass ihre Beziehung kurz vor dem Scheitern steht, wollen sie sehr häufig schnelle Hilfe. Sie erhoffen sich Tipps und Tricks, um die Lage zu entschärfen und zum Besseren zu wenden. Das ist sehr verständlich – wenn es eng wird im Leben, dann braucht es oft auch Interventionen, die schnelle Wirkung zeigen. Es gibt Dinge, die sofort zu einer Erleichterung oder auch Entlastung führen, vorausgesetzt, beide Partner sind dazu bereit, sie einzusetzen. Daneben ist es unbedingt nötig, Ursachenforschung zu betreiben: Woher genau kommen diese Schwierigkeiten? Welche Bedürfnisse und Motive spielen im Hintergrund eine Rolle? Wie ist die Persönlichkeit dieser Menschen entstanden? Gab es Brüche, Schwierigkeiten, vielleicht sogar traumatische Erlebnisse, die bestimmte Eigenschaften gefördert oder unterdrückt haben und dadurch die Partnerschaft nachhaltig beeinflussen? Das ist für mich dann die eigentliche Arbeit. Zu verstehen, wie man zu dem Menschen geworden ist, der heute lebt, benötigt man manchmnal einen Blick in die Vergangenheit der Persönlichkeit. Verstehen ist deshalb für mich ein wichtiger Schritt auf dem Weg zu einer reifen Beziehung.

Beinahe nichts scheint mir so komplex zu sein wie eine Liebesbeziehung. Und in beinahe keinem anderen Bereich des menschlichen Lebens liegen Glück und Schmerz so nahe beieinander. Menschen, die aufgrund ihrer Lebensgeschichte und ihrer Veranlagung sensibler sind als andere, können unter dem plötzlichen Wechsel zwischen Glück und Schmerz sehr leiden. Ich möchte in diesem Buch aufzeigen, woran das meiner Ansicht nach liegen kann, und ich möchte Wege für Hochsensible und ihre Partner bzw. Partnerinnen eröffnen, mit dem, was ihnen von Gott und vom Leben geschenkt wurde, lebensfreundlich umzugehen.

Hochsensibilität und Beziehungen

Im Alltag können wir immer wieder beobachten, dass es Menschen gibt, die sensibler sind als andere, die mehr wahrzunehmen scheinen und auf eine besondere Art verletzlich, aber auch differenziert und vielschichtig sind. Es überrascht mich immer wieder, dass in Beziehungsratgebern nicht darauf eingegangen wird, obwohl es doch offensichtlich ist, dass es eine Partnerschaft beeinflussen *muss,* wenn man als Betroffener sensibler durchs Leben geht.

In meiner Arbeit als psychologische Beraterin habe ich mich auf hochsensible Menschen spezialisiert und ich habe erlebt, dass diese Eigenschaft Beziehungen so sehr prägt wie kaum eine andere. Sind Sie sehr sensibel, vielleicht sogar hochsensibel, dann drückt sich diese Veranlagung in jedem Bereich und an jedem Tag Ihres Lebens in verschiedenster Weise aus. Und es beeinflusst Ihre Partnerin oder Ihren Partner, auch wenn er oder sie nicht hochsensibel sein sollte. Viele Missverständnisse und Hürden, denen man in einer engen Beziehung begegnen mag, können entschärft werden, wenn sich beide Partner ihrer Veranlagungen bewusst sind und zu einem ausgewogenen Rhythmus finden. Dass das nicht ganz so einfach ist, wie es klingt, ist offensichtlich. Deshalb habe ich in diesem Buch versucht, die subtilen Mechanismen zu beschreiben, die in einer Partnerschaft auftreten können, in der mindestens einer der Partner hochsensibel ist.

Möglichkeiten, eine Beziehung zu gestalten

Viele Themen, die ich in diesem Buch anspreche, besitzen möglicherweise genauso Gültigkeit für normalsensible Partnerschaften.

Dass es dabei immer nur um ein *Kann*, aber nicht um ein *Muss* geht, möchte ich an dieser Stelle ausdrücklich betonen. Auch wenn ich Ideen entwickele und Sie einlade, Dinge auszuprobieren: *Sie* entscheiden, welche Methoden und Möglichkeiten für Sie speziell sinnvoll sind und welche Ihnen helfen, neue Seiten an sich und dem Partner oder der Partnerin zu entdecken. Verstehen Sie dieses Buch als Anregung, das mitzunehmen, was Sie persönlich für sinnvoll halten, und anderes, was nicht zu Ihnen passt, wegzulassen. Das Leben ist ein großes Experimentierfeld und ich habe die Erfahrung gemacht, dass viele Menschen sich in ihrem Leben nur am Rande ihrer Möglichkeiten bewegen. Interessiert daran zu sein, welches Potenzial noch in Ihnen liegt, ist für mich die Grundvoraussetzung für das Gestalten einer lebendigen und erfüllten Beziehung. Seien wir ehrlich: Lebendig und erfüllt wollen wir alle sein. Dieses Ideal haben wir schließlich vor Augen, wenn wir an Liebesbeziehungen denken. Filme, Romane und Medien haben ihren Einfluss auf die Entwicklung solcher Vorstellungen.

Grundsätzlich gehe ich davon aus, dass jede enge Beziehung zwischen zwei Menschen großer Sorgfalt bedarf. Vor allem für hochsensitive und hochsensible Menschen, die ein ausgeprägtes Gespür für Stimmigkeit und deren Fehlen besitzen, ist es wichtig, achtsam und sorgfältig mit ihren Erfahrungen der Wahrnehmung umzugehen. Und Sorgfalt braucht Zeit. Darauf werde ich in diesem Buch auch eingehen.

Was Sie erwartet

Dieses Buch richtet sich nicht nur an Hochsensible, sondern ich möchte auch die normalsensiblen Menschen unter Ihnen herzlich einladen, meinen Gedanken zu folgen. Ich hege die Hoffnung, dass sowohl Hochsensible als auch Normalsensible dadurch angeregt werden, ihre Beziehungserfahrungen, Haltungen und Bedürfnisse zu reflektieren und so zu einem erfüllten Leben beizutragen.

Im ersten Teil des Buches beschreibe ich, was sich unter dem Begriff *Hochsensibilität* verbirgt, welche Erklärungsansätze und welche Kriterien es gibt.

Im zweiten Teil des Buches gehe ich darauf ein, wie die hochsensitive und hochsensible Veranlagung auf Partnerschaften einwirken kann und welche Risiken, aber auch welche Chancen sich daraus ergeben. Ideen zur lebensfreundlicheren Gestaltung Ihrer Beziehung lasse ich einfließen.

Ein wichtiger Punkt ist für mich auch, dass Menschen ihre eigene Hochsensibilität schätzen lernen, denn dadurch können sie zu zufriedeneren Partnern werden. Darauf gehe ich im dritten Teil ein.

Und schließlich finden Sie im vierten Teil Fragebögen, Informationen zu Methoden, die ich für Hochsensible als sinnvoll erachte, sowie Literatur und informative Websites.

Idealerweise lesen Sie dieses Buch zu zweit. Mir ist aber sehr bewusst, dass es oft einer der Partner ist, der oder die die Initiative ergreift und zuerst Bücher dieser Art liest. In dem Fall möchte ich Sie dazu anregen und ermutigen, die Gedanken und Ideen, die in Ihnen durch dieses Buch anklingen, sorgfältig, wertschätzend und in einem gesunden Maß in Ihre Beziehung einzubringen.

Mit der Hochsensibilität ist es ein wenig wie mit einer kostbaren Perlenkette:

Jede natürliche Perle ist wertvoll und hat gerade ihren Wert durch die Dellen und Unebenheiten, die sie einzigartig machen.

Vielleicht gelingt es Ihnen, durch die Lektüre dieses Buches und der Beschäftigung mit Ihrer Hochsensibilität sich selbst auch als eine besondere Art von Perle zu betrachten. Das ist nicht anmaßend oder arrogant gemeint. Perlen sind schon im Altertum eine Quelle von Anekdoten und ein Zeichen von Wohlstand, Weisheit und Würde gewesen. Im Mittelalter wurde die Perle als Zeichen der Liebe zu Gott angesehen.

Jedoch verweilen wir zu oft mit unserer Aufmerksamkeit bei den Dellen und Unebenheiten, anstatt den kostbaren Perlmuttschimmer und die Einzigartigkeit der eigenen Schöpfung, die Gott in uns hineingelegt hat, wahrzunehmen. Meine Erfahrung ist die, dass es oft eines Umdenkens bedarf, die Aufmerksamkeit auf die positiven Seiten zu lenken, weil die negativen oft so dominant erscheinen. Aber wer diesen intensiven Weg beschreitet, dem mag es auch mit der Zeit gelingen, den besonderen Wert hochsensibler Menschen in der Gesellschaft wahrzunehmen.

Manche Schätze werden durch Leiden geboren. So wie das Eindringen eines Sandkorns in die Muschel diese dazu anregt, eine Perle zu bilden, entsteht ein reifes, hochsensibles Leben ebenfalls oft aus Verletzungen. Perlen brauchen lange, um zu reifen. Zwischen mehreren Monaten und mehreren Jahren dauert die Heranbildung einer einzigen Perle. So erscheint es nur verständlich, dass auch die hochsensible Veranlagung in einem Menschen erst reifen muss, bevor sie als Schatz zu erkennen ist.

Und manchmal kann man erst in reiferen Jahren den Wert von Perlen schätzen. Ich denke, eine Grundvoraussetzung für ein erfülltes Leben als hochsensibler Mensch besteht darin, diese Veranlagung aus tiefer Seele heraus schätzen zu lernen. Wie eine Perle lange im Dunkeln reift, so entwickelt sich auch die hochsensible Veranlagung oft im Verborgenen. Um sie eines Tages als Schmuckstück tragen zu können, braucht es sehr viel

Bewusstsein für diesen Schatz, den man im Inneren trägt, sowie die Bereitschaft und Geduld, ihn zu hegen und zu pflegen.

Zu diesen Dingen soll Ihnen dieses Buch verhelfen.

Altstätten, im Herbst 2014
Brigitte Schorr

I. Was Hochsensibilität bedeutet

Wenn Betroffene zum ersten Mal mit dem Thema in Berührung kommen, dann empfinden sie oft Erleichterung. Endlich wissen sie, was mit ihnen los ist, das Kind hat einen Namen, sie können nun – oft das erste Mal in ihrem Leben – ihr Verhalten einordnen und Gründe zum Beispiel dafür finden, wieso sie auf diese Art und Weise reagieren. (Falls Sie für sich klären möchten, ob Sie hochsensibel sind, finden Sie im Teil IV einen entsprechenden Fragebogen.) Aber gleich danach kommen die Fragen auf: »Und jetzt? Was soll ich damit anfangen? Wem sage ich es? Soll ich es überhaupt jemandem sagen, und wenn ja, wie? Und wie gehe ich zukünftig damit um?«

Erleichterung und Spannung liegen also sehr nah beieinander. Ich glaube sogar, dass dies eines der grundlegenden Spannungsfelder für Hochsensible ist: Auf der einen Seite endlich zu wissen, was mit einem los ist, und einen Namen für das Gefühl der Andersartigkeit zu haben, und andererseits nicht zu wissen, wie man damit umgehen soll. Nach einer Antwort stellen sich gleich hundert Fragen. Es ist typisch für hochsensible Menschen, dass die Fragen, die sie bewegen, sich zu einem wahren Gedankenkarussell aufschaukeln. Ist es einmal in Fahrt, erscheint der Ausstieg nur schwer möglich. Sollte es Ihnen genauso gehen (vielleicht auch gerade beim Lesen dieses Buches), dann möchte ich Sie dazu einladen, Ihre Aufmerksamkeit für ein paar Minuten auf Ihren Atem zu lenken, zu spüren, wie er in Sie hinein- und wieder hinausströmt, und diesem natürlichen Rhythmus zu folgen. Vielleicht gelingt es Ihnen dann sogar, die Gedanken einfach kommen und gehen zu lassen. In diesem Moment, den Sie jetzt und hier erleben, muss nichts weiter beantwortet werden. Sie sind auf dem Weg – und das genügt.

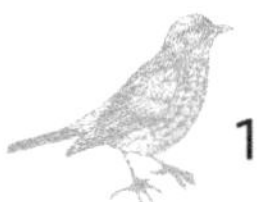

1. Hochsensibilität – eine verbreitete Veranlagung

Es gibt viele hochsensible Menschen

Es wird Ihnen vielleicht an sich selbst oder an anderen Menschen schon aufgefallen sein, dass es Personen gibt, die sehr viel dünnhäutiger als andere zu sein scheinen. Menschen, die jedes Wort auf die Goldwaage legen, denen schnell alles zu viel wird, die auf Belastungen mit körperlichen Symptomen reagieren und die möglicherweise schnell verletzt sind. Vielleicht sind es aber auch gerade diese Menschen, die besonders gut zuhören, die äußerst differenziert beobachten und ihre Erfahrungen sehr subtil reflektieren können. Oft haben diese Menschen ein besonders hohes ethisches Verständnis, stellen hohe Ansprüche an sich und andere, brauchen viel Ruhe und sind zuverlässig in Freundschaft und Liebe.

Diese Eigenschaften sind typisch für hochsensible Menschen. Dass es sich bei der Hochsensibilität um eine Veranlagung handelt, ist von Elaine Aron, einer klinischen Psychologin aus San Francisco, erstmalig untersucht und Mitte der Neunzigerjahre des letzten Jahrhunderts publiziert worden. Aufgrund ihrer Untersuchungen geht Aron davon aus, dass es sich um einen Anteil von 15 bis 20 Prozent hochsensibler Menschen an der

Gesamtbevölkerung handelt. Das ist nicht wenig und bedeutet, dass es in jeder Schulklasse, jedem Verein, jedem Unternehmen, jeder Gemeinde und jedem Wohnquartier hochsensible Menschen gibt. Vielfach sind sie aber nicht so leicht zu erkennen, wie man meint. Hochsensibilität hat viele Gesichter und es ist denkbar, dass es viele hochsensible Menschen gibt, die ihre Veranlagung verbergen mussten und die sich möglicherweise eine besonders harte Schale zugelegt haben, um sich zu schützen. Denken wir nur an die herrschenden Erziehungsvorstellungen der vorigen Generationen, in denen Sensibilität kaum einen hohen Wert genossen haben dürfte, vor allem bei der Erziehung von Jungen. Oder denken wir an diejenigen, die vielleicht aufgrund hoher Wahrnehmungsfähigkeit krank geworden sind und durch die Maschen der Leistungsgesellschaft fallen. Neuere Studien[1] stützen die Vermutung, dass die oft genannte Zahl von 15 bis 20 Prozent mit Vorsicht zu behandeln ist.

Es ist meines Erachtens aber nicht so wesentlich, ob jetzt 20 oder 30 Prozent der Gesamtbevölkerung hochsensible Menschen sind, wohl aber kann es wichtig für die Betroffenen sein, sich bewusst zu machen, dass sie keineswegs allein mit dieser Veranlagung sind. Wenn Sie als Normalsensibler oder Normalsensible mit einer oder einem hochsensiblen Partner gesegnet sind, dann können auch Sie sich bewusst machen, dass es viele Paare mit Ihrer Konstellation gibt. Wahrscheinlich ist es sogar so, dass es mehr Hochsensible in Ihrem privaten oder beruflichen Umfeld gibt, als Sie bis jetzt angenommen haben. Das Bewusstsein, nicht allein zu sein, kann Sie auch mutig werden lassen, über Ihre Empfindungen und Wahrnehmungen zu sprechen. Einsam macht oftmals nicht nur das Gefühl, die oder der Einzige zu sein, der oder die so *kompliziert* ist, sondern auch die Meinung, nicht darüber sprechen zu können oder zu dürfen.

Hochsensibilität – ein aktuelles Thema

Seit Elaine Arons ersten Büchern zum Thema Hochsensibilität sind nun nahezu zwanzig Jahre vergangen, und seitdem sind viele Bücher zum Thema erschienen.[2] Wer aufmerksam die Medienlandschaft beobachtet, dem wird aufgefallen sein, dass es in den letzten Jahren immer mehr Interviews, Publikationen, Artikel, Radiosendungen und Berichte zum Thema Hochsensibilität gegeben hat. Meines Erachtens ist es kein Zufall, dass Hochsensibilität gerade in dieser Zeit immer mehr Beachtung erfährt. Es ist, als ob ein Scheinwerfer sein Licht auf dieses Thema geworfen hätte. Ich bin wie Gerald Hüther, ein namhafter deutscher Neurowissenschaftler, der Ansicht, dass diejenigen Eigenschaften in einer Gesellschaft dann sichtbar werden, wenn diese Eigenschaften auch benötigt werden.[3] So gesehen hat unsere Gesellschaft hochsensible Fähigkeiten mehr denn je nötig. Eine ermutigende Erkenntnis, wie ich finde, da es sich häufig schwierig anfühlt, hochsensibel zu sein.

Das Gefühl der Andersartigkeit

Wenn Sie hochsensibel sind, dann haben Sie vielleicht schon immer das Gefühl gehabt, anders zu sein: Mehr zu fühlen, sich offensichtlich mehr Gedanken zu machen als andere, mitunter sogar schwerer am Leben zu tragen, ein vielschichtiges und reichhaltiges Innenleben zu haben und doch der Umwelt wenig bis gar nichts davon zeigen zu können – diese Erfahrungen und noch viel mehr gehört zu dem Erlebensspektrum der meisten hochsensiblen Menschen. Für sie sieht es oft so aus, als ob es Normalsensible einfacher hätten: Diese scheinen mit den äußeren Gegebenheiten der Welt besser klarzukommen, sie scheinen manchmal gern mit anderen um die Wette zu *schwimmen* und sogar Spaß dabei zu haben. Scheinbar leiden sie weniger unter Disharmonien, werden weniger aus der Bahn geworfen, können sich sichtbar besser abgrenzen und Ungelöstes auch mal stehen lassen.

Wenn wir davon ausgehen, dass es sich um zwei verschiedene Menschentypen handelt, dann handelt es sich auch um zwei verschiedene Arten, wie Menschen in der Welt und im Leben stehen. Auch wenn es sehr verständlich ist, erscheint es aber wohl nicht besonders konstruktiv, den anderen in die eigene Welt hinüberziehen zu wollen. Es ist eine tiefe Wahrheit und zugleich ein großer Schmerz, dass man immer nur die jeweils andere Welt besuchen kann, ohne je wirklich dazuzugehören.

In meiner psychologischen Praxis erzählen mir manchmal meine Klienten und Klientinnen von dem Wunsch, eine hochsensible Welt vorzufinden. Da scheint die Vorstellung verlockend, dass der Großteil der Menschheit sensibel und einfühlsam wäre, es genügend Zeit und Raum für Nachdenklichkeit und zum Verarbeiten gäbe und in der Welt weniger Konflikte und Kriege wären. Dieses sehr verständliche Bedürfnis danach, mehr Raum zum Entfalten der hochsensiblen Veranlagung zu haben, lässt aber auch oftmals übersehen, dass es zum Gelingen einer Gesellschaft auch anderes braucht. Rasch Entscheidungen zu treffen, die Fähigkeit, Projekte zu initiieren, Gelder aufzutreiben, sich nicht unnötig durch die eigenen Gedanken einschüchtern zu lassen sind nur einige der Eigenschaften, welche die Welt ebenso nötig hat.

Meiner Ansicht nach ist es nicht von Vorteil, ein Gesellschaftssystem durch das andere abzulösen. Es geht vielmehr darum, beide Arten, wie Menschen im Leben stehen, zu verstehen und immer wieder nach verbindenden Elementen zu suchen. Das gilt auch für Partnerschaften. Die Kunst einer gelingenden, modernen Partnerschaft besteht darin, sich gegenseitig wertzuschätzen, das Positive an der jeweils anderen Art annehmen zu lernen und die Herausforderungen, die sich aus der Andersartigkeit ergeben, zu meistern.

Unterschiedliche Begriffe – ein Phänomen

An dieser Stelle halte ich eine Begriffsklärung für nötig. Es kursieren im deutschen Sprachraum verschiedene Ausdrücke für dasselbe Phänomen. Da wird viel von Hochsensibilität gesprochen, oft liest man auch von Hochsensitivität, Hypersensibilität oder Überempfindlichkeit. Zu Ihrer Orientierung: Sensibel sein, im Sinne von *stark wahrnehmen* kann man mit allen Sinnen, das heißt auch mit dem Tastsinn (Berührungsempfindlichkeit), Geruchs- oder Geräuschsinn (es gibt zahlreiche Hochsensible, die sehr lärmempfindlich sind), oder man kann auch einen ausgeprägten Geschmackssinn haben. Von daher ist der Begriff Hochsensitivität im Grunde genommen die umfassendere und korrektere Bezeichnung. Immer mehr Autoren legen Wert darauf, von Hochsensitivität zu sprechen.

Im deutschen Sprachgebrauch wird der Ausdruck Hochsensibilität dagegen eher mit Empfindlichkeit (Mimose) und Einfühlungsvermögen gleichgesetzt, was aber streng genommen nur ein kleiner Teil dessen ist, wie sich eine hohe Wahrnehmungsfähigkeit ausdrücken kann. Entscheiden Sie, mit welchem Begriff Sie sich wohler fühlen. Ich werde in diesem Buch meistens von

Hochsensibilität sprechen, aber auch mitunter den Ausdruck Hochsensitivität synonym verwenden.

In dem Ausmaß, in dem das Thema Hochsensibilität seit einiger Zeit öffentliche Aufmerksamkeit erfährt, gedeihen auch die Versuche zu erklären, was Hochsensibilität eigentlich ist und *woher sie kommt*. Es kann Ihrer Orientierung und damit auch der Klarheit in Ihrer Partnerschaft dienen, wenn Sie einen Überblick über die gängigen Vorstellungen erhalten. Die Grundidee der meisten Erklärungsversuche ist, dass es biologische Unterschiede zwischen Hochsensiblen und Normalsensiblen geben muss. So versuchen Forscher seit einiger Zeit herauszufinden, ob im Gehirn und/oder im Nervensystem hochsensibler Menschen etwas *anders* tickt als bei Normalsensiblen.

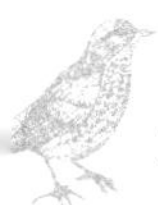

2. Verschiedene Erklärungsansätze

Die schlechte Nachricht vorweg: Es gibt bislang noch keine abgesicherte wissenschaftliche Erkenntnis, wodurch Hochsensibilität verursacht wird oder was bei Hochsensiblen anders ist als bei Normalsensiblen. Es gibt Fachleute, die der Meinung sind, es müsse sich im Gehirn eine Besonderheit zeigen, die darauf hinweist, dass es sich um hochsensible Menschen handelt. Und tatsächlich gibt es neuere Untersuchungen an HSP (die gebräuchliche Abkürzung für hochsensible Personen), die gezeigt haben, dass der visuelle Cortex stärker aktiviert ist als bei Normalsensiblen. Ob das aber angeboren oder durch das Leben erworben ist, bleibt bei dieser Beobachtung unbeantwortet. Denn man weiß mittlerweile, dass die Regionen, die gut trainiert werden, besser ausgebildet sind. Auch in der Depressionsforschung konnte man mit bildgebenden Verfahren nachweisen, dass bei depressiven Menschen das limbische System, also die Region, die für die Gefühle, Stimmungen und Befindlichkeiten zuständig ist, stärker aktiviert ist als bei nicht-depressiven Probanden. Bereits gut erforscht sind die Auswirkungen von Stress auf Körper und Psyche. Dauerstress, ein tägliches Erleben hochsensitver Menschen, führt zu Hormonausschüttungen und neuronalen Veränderungen im Gehirn. Ob bei der untersuchten Personengruppe auch Hochsensible dabei waren, ist nicht bekannt, aber es ist wahrscheinlich, wenn man davon ausgeht, dass sich unter sehr ungünstigen Umständen aus einer nicht erkannten und/oder verleugneten Anlage zur Hochsensibilität eine Depression entwickeln kann. Ich kann feststellen, dass eigentlich alle hochsensiblen Menschen, die ich kenne, sehr stark über Gefühle wahrnehmen. Sie erleben eine Situation und sie empfinden etwas dabei. Diese Beobachtung lässt mich vermuten, dass auch bei Hochsensiblen das limbische System stärker aktiviert ist als bei Normalsensiblen.

Die meisten Forscher sind der Meinung, dass eine hochsensible Veranlagung mit auf diese Welt gebracht wird, das heißt, dass sie angeboren und vererbbar ist. Wenn man annimmt, dass ein hochsensibles Kind schon früh Stimmungen und Befindlichkeiten anderer Personen wahrnimmt und darauf reagiert, ist es sozusagen eine Trainingsleistung wie bei Spitzensportlern, diese Fähigkeiten (man könnte auch Talent sagen) so auszubilden, dass sie nach ein paar Jahren oder gar Jahrzehnten praktisch automatisiert ablaufen. Dann ist es schwierig zu sagen, ob eine Fähigkeit tatsächlich angeboren oder durch Training erworben ist. Meine persönliche Haltung dazu ist: Wir kommen alle mit Spuren auf die Welt, die in unserer Seele und unserem Körper angelegt sind. Manche dieser Spuren werden durch tägliches Beobachten und

Spüren weiterentwickelt, andere verkümmern vielleicht, weil sie nicht gefördert werden.

Weniger Filter?

Manche Forscher sind der Ansicht, dass hochsensitive Menschen grundsätzlich nicht mehr Reize aufnehmen als Normalsensible, dass aber weniger Reize *ausgefiltert* werden und es so zu der typischen Überreizung kommt. Wieso dieser, bei allen Menschen eingebaute Filter aber bei einer gewissen Personengruppe schwächer ausgebildet zu sein scheint als bei der großen Mehrheit, ist noch unbeantwortet.

Relativ gut erforscht ist aber mittlerweile eine Region in unserem Zentralhirn, die ein neuronales Netzwerk darstellt und als die *latente Hemmung* bekannt ist. Erforscht wurde diese Region erstmals von Lerntheoretikern, die herausfinden wollten, wieso manche Menschen besser lernen als andere. Das Ergebnis: Die latente Hemmung scheint dafür verantwortlich zu sein, wichtig von unwichtig unterscheiden zu können. Aus meiner beruflichen und privaten Erfahrung kann ich feststellen, dass sehr viele Hochsensible Mühe haben, Prioritäten zu setzen. Ihnen erscheinen die zu erledigenden Dinge alle gleich wichtig, egal, ob es sich um die Vorbereitung zu einer Prüfung handelt oder um das Ausräumen der Spülmaschine. Ein Impuls, der ins Gehirn schießt (der Gedanke: »Ich muss die Spülmaschine ausräumen«), kann so stark sein, dass es wichtig ist, ihm nachzugeben und sich erst danach wieder der eigentlichen Arbeit zuzuwenden. Ansonsten könnte dieser Gedankenimpuls so stark werden, dass er beinahe sämtliche Aufmerksamkeit bündelt, die dann für die eigentlichen Aufgaben fehlt.

Laut einer Forschungsgruppe in Kanada ist die latente Hemmung dafür verantwortlich, dass Genie und Wahnsinn mitunter so nah beieinanderliegen. Sie konnten nachweisen, dass zum Beispiel Künstler eine niedrige latente Hemmung haben, aufgrund derer sie innovativ und kreativ sein können.[4]

Dieses Phänomen kann man auch bei vielen Hochsensiblen beobachten: Kreativität und innovative Ideen sind ihnen oftmals zu eigen, auch wenn sie es vielleicht nicht wagen oder verlernt haben, sie öffentlich zu zeigen. Meine Vermutung ist, dass Hochsensible eine geringe latente Hemmung aufweisen, die sich mit verschiedenen Testverfahren nachweisen lassen müsste. Es ist nur eine Annahme, die sich aus Beobachtungen speist – hier ist die Forschung aufgerufen, diese Hypothese zu bestätigen oder zu widerlegen.

Ein hochsensibles Gen?

Es gibt sogar in Deutschland Bestrebungen, sich auf die Suche nach dem *Hochsensiblen-Gen* zu machen. Dem liegt die Idee zugrunde, dass alles, was angeboren ist, sich auch in den Genen zeigen muss.

Bei allem Verständnis für das Bedürfnis nach Beweisbarkeit betrachte ich diesen Versuch mit Skepsis. Es scheint mir etwas gefährlich zu sein, anhand eines Gentests (Abgabe der DNA) jemanden als hochsensibel oder nicht-hochsensibel einzustufen. Solange wir noch nicht grundsätzlich die Komplexität der Mechanismen verstehen, die zur Ausbildung von Wesensmerkmalen führen, können wir uns auch meines Erachtens nicht anmaßen, jemanden mithilfe eines Gentests grundsätzlich als hochsensibel oder eben nicht-hochsensibel einzuordnen. Es gibt durchaus hochsensitive Menschen, die nur punktuell, das heißt in nur einem Bereich, hochsensibel sind, aber in anderen eben nicht. Sich ausschließlich auf die Gene zu berufen, lässt außer Acht, dass die hochsensible Spur, die jemand mit auf diese Welt bringt, im Laufe des Lebens entwickelt werden oder verkümmern kann und ist meiner Ansicht nach sehr einseitig.

Es gibt einen Teil der hochsensiblen Menschen, die ihre hohe Empfindungs- und Wahrnehmungsfähigkeit im Laufe des Lebens erwerben bzw. entdecken. Manche Menschen werden durch bestimmte Ereignisse besonders verletzlich und wieder andere bemerken erst etwa in der Mitte ihres Lebens, dass sie eigentlich immer schon sehr sensibel waren, aber es nicht gezeigt und gelebt haben. Dann ist der Wunsch sehr groß, endlich einmal dem Raum zu geben, was bisher zu kurz kam, und sie entdecken ihre Sensibilität ganz neu. Wer mag sich anmaßen zu sagen, was *richtige* Hochsensibilität ist und was *falsche?* Nützt es den Betroffenen wirklich, wenn sie durch einen Gentest erfahren, dass sie *echte* Hochsensible sind oder nicht? Würde dadurch nicht vielmehr einem Schubladendenken Tür und Tor geöffnet, das die Welten von Hochsensiblen und Normalsensiblen noch weiter voneinander trennt?

So wichtig biologisch orientierte Forschungen auch sind und so große Hoffnungen ich persönlich hege, dass vor allem die Neurowissenschaften in den nächsten Jahren wichtige Erkenntnisse für Hochsensible liefern werden, so bergen sie doch auch eine Gefahr in sich: Vor allem in unserer westlichen Gesellschaft neigen wir dazu, das, was als gesund betrachtet wird, an der Norm zu messen, also an der Mehrheit. Sollte sich nun herausstellen, dass im Gehirn Hochsensibler tatsächlich etwas anders *tickt*, ist der Weg zu einem Krankheitsbild nicht mehr weit. Schon jetzt gibt es Tendenzen, Hochsensibilität in die ärztlichen Diagnosekataloge aufzunehmen. Mitunter gibt es sogar schon offizielle Stellen, die Hochsensibilität als kinetische Störung oder als Störung der Affektregulierung einordnen wollen. Zweifellos scheint es oft so, als ob die Betroffenen impulsgesteuert und emotional labil wären, jedoch ist das nur eine Seite der Medaille. Dass diese Verhaltensweisen ein Ergebnis von mangelndem Verständnis des Umfeldes und langer Vernachlässigung eigener Bedürfnisse sein können, findet in dieser Denkweise kaum Beachtung.[5]

Ich werde nicht müde, darauf hinzuweisen, dass Hochsensibilität/Hochsensitivität eine Veranlagung ist, die grundsätzlich weder besonders gut noch besonders schlecht ist. Sie ist neutral, wie andere Veranlagungen auch, und damit nichts Krankhaftes oder gar eine Störung. Nur: Das Leben macht etwas mit allem, was ein Mensch auf diese Welt mitbringt, und wenn jemand von Natur aus mit einer erhöhten Wahrnehmungsfähigkeit ausgestattet ist, sein Umfeld dem aber skeptisch bis ablehnend gegenübersteht, dann ist der Weg in eine Richtung geebnet, in der sich Krankheiten und somatische Störungen aller Art entfalten können.

Allein das lebenslange Gefühl, anders zu sein und nicht recht in die Welt zu passen, vor allem, wenn man in eine Familie hineingeboren wurde, die mit großer Sensibilität nicht umgehen konnte, kann in den Betroffenen eine Spur hinterlassen, die sich nicht gesund, nicht normal anfühlt. Allzu leicht geraten Betroffene dann in die Versuchung, sich selbst als krank, nicht genügend, schwach und labil einzustufen. Und schon hat man ein funktionierendes System: Auf der einen Seite Fachleute, die immer mehr Auffälligkeiten diagnostizieren, auf der anderen Seite sehr sensible Menschen, die sehr genau wahrnehmen, ob sie der Norm entsprechen oder nicht, und die sich in den angebotenen Diagnosen heimisch fühlen und nur zu gern nach Erklärungsansätzen und vielleicht auch medikamentösen Behandlungen greifen, um endlich einmal etwas weniger *besonders* zu sein.

Ein anderes Nervensystem?

Es gibt noch einen anderen Ansatz, der des Öfteren in der Literatur zum Thema Hochsensibilität auftaucht. Wie klingt die Vorstellung für Sie, dass Hochsensible mit einem anderen Nervensystem auf die Welt kommen als Normalsensible? Vielleicht mit einem Nervensystem, das durch feinere Verästelungen und dichter verwobene Nerven besonders aufnahmefähig für innere und äußere Reize ist?

Das Nervensystem ist mit allen Organen und Blutbahnen, natürlich auch mit dem Gehirn, verbunden. Auf sehr komplexe Weise werden die eingehenden Impulse im Nervensystem gespeichert. Dass Ihr Nervensystem sofort reagiert, erkennen Sie zum Beispiel daran, dass bei einem bestimmten Gedanken Ihr Herz anfängt zu klopfen, dass sich bei einer anderen Gelegenheit Ihr Magen zusammenzieht, Ihre Verdauung auf Anspannung reagiert, Ihr Blutdruck und Ihr Kreislaufsystem hoch- oder runterfahren, Ihre Haut rot oder blass wird. Jeglicher Impuls, auch wenn es eigene Gedanken sind, wirkt zunächst einmal auf das Nervensystem, und dieses reagiert darauf. Auch Elaine Aron war bereits der Meinung, dass die andere Beschaffenheit des Nervensystems für die Reizempfänglichkeit hochsensitiver Menschen verantwortlich ist.

Nun ist es jedoch auch so, dass das menschliche Nervensystem bei der Geburt noch lange nicht ausgereift ist. Erst im Alter von etwa zwanzig Jahren erlangt es seine Reife. In diesen zwanzig Jahren nimmt jeder Mensch täglich eine Unmenge an Reizen auf, die unser Nervensystem und unser Gehirn prägen. Auch diese Hypothese muss die Forschung noch bestätigen oder widerlegen, aber es erscheint zumindest wahrscheinlich, dass jede Erfahrung, die ein Mensch macht, sich in seinem Organismus einspeichert und dort Spuren hinterlässt. Wenn diese Hypothese stimmen sollte, dann wird auch verständlich, dass die Betroffenen tatsächlich mit der Zeit ein anderes Nervensystem haben.

Untersuchungen wurden bislang vor allem an erwachsenen Hochsensiblen durchgeführt, deren Nervensystem dieser Theorie zufolge bereits ihr Leben lang geprägt wurde durch mehr oder weniger starke Eindrücke, sodass sich schwer sagen lässt, was angeboren ist und was das Leben hinzugefügt hat.

Außerdem ist mittlerweile bekannt, dass wir nicht als unbeschriebenes Blatt auf die Welt kommen, sondern dass die Erfahrungen, welche frühere Generationen gemacht haben, in uns Spuren hinterlassen und unser heutiges Leben prägen.[6]

Seitdem ich mich mit Hochsensibilität/Hochsensitivität beschäftige, habe ich eine Entwicklung durchlaufen. Am Anfang war ich wie viele meiner Kollegen und Kolleginnen der Überzeugung, dass man hochsensibel *ist*, so geboren wird und lediglich lernen kann, damit umzugehen. Heute habe ich eine etwas differenziertere Haltung. Ich denke, dass man eine hochsensible Veranlagung nur vor dem Hintergrund der individuellen biografischen Erfahrungen verstehen kann. Es gibt zwar Dinge, die allen Hochsensiblen gemeinsam sind, wie die schnelle Überreizbarkeit, das lange Nachhallen und die schmale Komfortzone (vgl. Kapitel I.5), darüber hinaus zeigt sich Hochsensibilität/Hochsensitivität aber äußerst individuell. Aufgrund dieser Beobachtungen neige ich zu der Ansicht, dass Hochsensibilität ein Produkt aus einer angeborenen Veranlagung und aus Lebenserfahrungen ist.

Die gute Nachricht ist: Das, was wir gelernt haben, kann auch wieder verlernt bzw. durch neue Lernerfahrungen ersetzt werden (vgl. Kapitel II.9).

3. Hochsensible Personen und *High Sensation Seeker*

Manche hochsensible Personen macht eine weitere Besonderheit aus: Sie sind nicht nur hochsensibel, sondern gleichzeitig *High Sensation Seeker*. (In Teil IV finden Sie einen Fragebogen, mit dem Sie überprüfen können, ob Sie ein HSS sind.) Und das fordert eine Partnerschaft noch einmal ganz anders heraus. HSS, so die gebräuchliche Abkürzung, sind in der Regel sehr aktiv und ständig auf der Suche nach dem Kick. Sie häufen sich ihr Leben mit Aktivitäten an, übernehmen Verantwortung und Ämter in Vereinen, gehen vielen Freizeitaktivitäten nach (oftmals auch gefährlichen), reisen vielleicht gerne und viel und sind ständige Ansprechpersonen für ihr Umfeld. Sie haben in der Regel kein Problem damit, mit fremden Menschen in Kontakt zu treten, und Small Talk macht ihnen keine Mühe. Ab und zu wird ihnen vielleicht bewusst, dass sie zu viel machen, aber sobald sie ihre Aktivitäten einschränken, stellt sich auch Langeweile ein. Dieses Phänomen hängt mit der schmalen Komfortzone Hochsensibler zusammen (vgl. Kapitel II.5).

Da die Veranlagung zum HSS genau wie die Veranlagung zur HSP ebenfalls in allen Bereichen des Lebens spürbar ist, ist es sinnvoll, sich auch damit ein wenig auseinanderzusetzen. Bei vielen HSP kann man annehmen, dass sie vor allem zurückhaltend, vielleicht ein wenig scheu sind. Daneben gibt es aber zahlreiche HSP, die zugleich hochsensibel und HSS sind. Diese Menschen überfordern sich permanent in ihrem Bedürfnis nach Aktivität und merken erst viel zu spät, dass sie Ruhe brauchen. Der Absturz in die Erschöpfung ist dann abrupt und steil. Doch verordnete Ruhe fühlt sich für diesen Persönlichkeitstypus nicht erholsam an, weil dann der starke Drang, etwas zu erleben oder zu tun, brachliegt. Leider ist in der Literatur zur Hochsensibilität bis jetzt noch sehr wenig auf diese Kombination eingegangen worden. Meines Erachtens liegt das unter anderem daran, dass es so scheint, als ob nur die introvertierten, also die zurückhaltenden und sich zurückziehenden HSP, Hilfe und Unterstützung nötig hätten. Bei HSP und gleichzeitig HSS ist das nicht so offensichtlich.

An dieser Stelle wird bereits deutlich, dass es verschiedene Kombinationen von Persönlichkeiten in Partnerschaften gibt. Da ist es zum einen möglich, dass Sie selbst hochsensibel sind, aber Ihr Partner nicht, oder vielleicht ist es umgekehrt – Sie sind nicht hochsensibel, Ihr Partner oder Ihre Partnerin aber sehr wohl, und vielleicht ist auch einer von Ihnen ein HSS, der andere aber sehr introvertiert. Diesen Konstellationen werde ich mich in Kapitel II.10 intensiver zuwenden und dabei auch beleuchten, welche Auswirkungen sie auf eine Partnerschaft haben können.

4. Haltung entwickeln

Ich gehöre nicht zu denjenigen, die sich einer Theorie verschreiben und diese dann jederzeit vehement verteidigen und sozusagen *mit ins Grab nehmen*. Ich bin eher der Ansicht, dass es sich lohnt, verschiedene Ansätze zu prüfen und sorgfältig nachzuspüren, mit welchen Gedanken man sich wohlfühlt, und gegebenenfalls seine Meinung zu erweitern oder zu revidieren. Eine Ansicht mag sich auch im Laufe eines Lebens ändern. Je nachdem, wie das Leben mit einem selbst umgegangen ist, welche Erfahrungen man gemacht hat und auch in welcher Lebensphase man sich befindet, hat Einfluss auf Ihre Sicht auf das Leben und Ihre Lebensgestaltung. Und so halte ich es für sehr natürlich, von Zeit zu Zeit die eigenen Haltungen und Ansichten zu überprüfen und der eigenen Entwicklung anzupassen.

Es geht bei vielem im Leben meiner Ansicht nach darum, eine eigene Haltung zu entwickeln. Eine Haltung haben heißt nicht unbedingt, der Meinung der Norm zu folgen. Eine Haltung entwickelt sich aus reflektierten Erfahrungen, dem Nachdenken und Nachspüren von Erlebtem und Gedachtem. Deshalb mein dringender Appell an Sie: Übernehmen Sie, wenn möglich, nicht einfach die Meinungen anderer, ohne dabei einen Bezug zu Ihrem eigenen Leben herzustellen. Möglicherweise tauchen dabei zunächst mehr Fragen auf als Antworten, aber genau das gehört zum Entwickeln einer Haltung dazu. Eine Haltung ist nicht aus dem Moment heraus geboren, sondern das Ergebnis eines Prozesses.

Dieser Prozess darf ruhig dynamisch sein und Einstellungen dürfen sich auch mit der Zeit ändern. Es geht ja nicht darum, stur auf seiner Meinung zu beharren, sondern im Umgang mit der hochsensiblen Wesensart lebendig zu bleiben.

An dieser Stelle sehe ich deutlich eine Verbindung zu Ihrer Partnerschaft: Beinahe niemand hat eine Haltung von Anfang an, eine Haltung wird auch durch Diskussionen geboren oder infrage gestellt. Sollten Sie im Laufe Ihrer Beziehung erst auf das

Thema Hochsensibilität gestoßen sein, dann ermutige ich Sie, gemeinsam darüber nachzudenken, viel zu lesen, Meinungen und Argumente auszutauschen und dabei nachzuspüren, wie es Ihnen damit geht. Mit welchem Erklärungsansatz fühlen Sie sich wohl? Welche Theorie entspricht Ihrer inneren Einstellung? Welche Argumente verursachen Ihnen ein ungutes Gefühl? Und warum?

Wenn Sie eine innere Haltung entwickeln, werden Sie weniger angreifbar. Eine Haltung provoziert vielleicht Gegenargumente und Diskussionen, sie zeigt aber auch, wo Sie stehen und stellt Standpunkte klar. Wenn Sie eine eigene Haltung zum Thema Hochsensibilität entwickeln, werden Menschen mit einer ähnlichen Haltung in Ihr Leben treten und es bereichern. Und Sie werden auch jenen begegnen, die Ihre Haltung nicht teilen; vielleicht werden diese sogar am Anfang überwiegen. Machen Sie sich in dem Fall bewusst: Das sind nur Momente – Augenblicke, die vorübergehen. Lassen Sie sie vorbeiziehen und suchen Sie den Kontakt mit Menschen, die eine ähnliche Haltung wie Sie haben.

Wenn man beginnt, sich mit dem Thema Hochsensibilität zu beschäftigen, dann ist es wichtig, dass Sie Stärkung durch Menschen erfahren, die mit ähnlichen Haltungen und Einstellungen wie Sie unterwegs sind. Zu früh in die Konfrontation mit Andersdenkenden zu gehen, könnte eine Schwächung bedeuten und Sie in die Defensive drängen. Erinnern Sie sich: Sie sind dabei, einen Schatz (Ihre Perle) zu heben, und dafür sollten Sie sich zunächst mit Menschen umgeben, die Ihre Ansichten teilen.

5. Vier Kriterien der Hochsensibilität

Es gibt vier Kriterien, die hochsensible Menschen kennzeichnen. Dabei handelt es sich um grundsätzliche Kriterien – die individuelle Ausprägung kann sehr unterschiedlich sein. Sollten Sie sich oder Ihren Partner oder Ihre Partnerin beim Lesen wiedererkennen, dann begrüßen Sie diese Erkenntnis als Einladung zu weiteren Beobachtungen. Es sei auch nicht verschwiegen, dass dieselben Kriterien für gewisse Krankheitsbilder gelten, zum Beispiel gewisse autistische Störungen (Asperger-Syndrom), AD(H)S oder Traumatisierungen. Die Bandbreite ist groß und die Grenzen sind fließend. Ich gehe bei der Hochsensibilität aber von einer gesunden, neutralen Veranlagung aus – was mit einer hochsensiblen Veranlagung passieren kann, wenn sie nicht erkannt und zudem noch ungünstig mit ihr umgegangen wird, beeinflusst selbstverständlich auch Ihre Beziehungen in Ihrem Leben. Anhand der vier Kriterien möchte ich Ihnen zeigen, was Hochsensible von Normalsensiblen unterscheidet.

Die schmale Komfortzone

Hochsensible scheinen sich nur in einem bestimmten Bereich richtig wohlfühlen zu können. Dieser Wohlfühlbereich ist oft sehr schmal. Unter einer Komfortzone verstehe ich den Bereich, in dem man sich wohlfühlt, nichts zwickt und zwackt, die Temperatur stimmt, die inneren Gedankenkreisel zum Stillstand gekommen sind und auch sonst alles in Ordnung ist. Dieser Bereich ist bei Hochsensiblen deutlich schmaler als bei Nicht-Hochsensiblen. Direkt neben der Komfortzone lauern Langeweile oder Überstimulation. Beides sind keine angenehmen Zustände. Der Organismus Hochsensibler ist ständig damit beschäftigt, Wahrnehmungen aufzunehmen, was an sich schon überstimulierend sein kann. Auch Langeweile kann überreizen – es sind nicht immer nur die offensichtlich strapazierenden Situationen, die Hochsensible aus ihrer Komfortzone hinausbringen können. Es braucht in gleicher Weise Anregung und Entspannung – Hochsensible sind viel damit beschäftigt, die Balance zwischen beiden Polen herzustellen und zu halten.

Das Charakteristische an der schmalen Komfortzone Hochsensibler ist, dass sie nahezu stündlich neu ausbalanciert werden muss. War vor einer Stunde noch alles im grünen Bereich, so kann das von einer Sekunde auf die nächste anders sein. Vielleicht haben Sie einen Blick aufgefangen, der Sie irritiert hat, oder Ihnen ist ein Gedanke gekommen, der Sie beunruhigt. Vielleicht ist es auch nur zu warm oder kalt geworden oder ein leises Hungergefühl hat sich eingestellt. Selbst wenn Sie morgens eigentlich ganz gut in den Tag gekommen sind und sich recht wohlfühlen, kann sich dieser Zustand mehrmals am Tag ändern. Beispielsweise wissen Sie oft mittags nicht, ob Sie abends in der Lage sein werden, die Verabredung einzuhalten, auf die Sie sich doch eigentlich gefreut haben. So kommt es, dass Hochsensible ständig mit einem Teil ihrer Aufmerksamkeit damit beschäftigt sind, ihre Komfortzone zu wahren oder wiederherzustellen. Sie können sich vorstellen, dass das sehr anstrengend ist – für die Betroffenen selbst, aber auch für ihre Umgebung.

Dazu fällt mir eine Geschichte ein, die mir eine junge Klientin einmal erzählt hat: Sie hatte sich mit einer Freundin verabredet, am Freitagabend auszugehen. Die Verabredung hatten sie bereits vor einer Woche getroffen, und meine Klientin freute sich sehr darauf, denn sie hatte die Freundin lange nicht mehr gesehen und sie war auch schon länger nicht mehr ausgegangen. Nun kam der Freitag, und während des Bürovormittags kam ihr öfters in den Sinn, dass sie ja abends verabredet war. Der Tag verlief so:

Um 10 Uhr freute sie sich auf den Abend und malte sich aus, was sie anziehen würde. Sie stellte sich das Lokal vor, in dem sie gerne zu Gast war, und sah sich flirtend und souverän bei einem Drink sitzen.

Um 11.30 Uhr hatte sie ein anstrengendes Meeting hinter sich, Hunger und unglaublich viele Aufgaben, die sie noch erledigen musste. Eigentlich wollte sie früher Feierabend machen, um sich genüsslich auf den Abend vorbereiten zu können, aber das würde wohl nichts werden. Beim Gedanken an den Abend spürte sie jetzt einen Druck im Magen und hatte eigentlich keine Lust mehr.

Um 14 Uhr wurde sie schlagartig unendlich müde. Jetzt auch noch abends ausgehen? Eigentlich wollte sie nur noch ins Bett oder allenfalls vor den Fernseher. Aufbrezeln? Viel zu anstrengend.

Um 15 Uhr rief sie ihre Freundin an, um sie schonend darauf vorzubereiten, dass sie sich vielleicht doch nicht träfen, ihre Gewissenhaftigkeit gab ihr das ein. Sie spürte die Enttäuschung der Freundin, fühlte sich schlecht deswegen und war hin-und hergerissen. Hingehen? Doch nicht hingehen?

Um 16 Uhr hatte sie ein angenehmes Telefongespräch und mittlerweile doch vieles abarbeiten können. Sie sah Licht am Ende des Tunnels und gönnte sich einen Tee. Auf einmal erschien es ihr gar nicht mehr so abwegig, am selben Abend auszugehen und sich fein zu machen.

Um 17.30 Uhr war sie zu Hause, sortierte die Post, versorgte ihren Kater und ließ sich auf ihr Sofa fallen. Eigentlich wäre ihr jetzt nach Wohlfühlklamotten und Kuschelsocken, aber andererseits hatte sie auch ein schlechtes Gewissen gegenüber ihrer Freundin. Schließlich rief sie sie an und sie einigten sich darauf, nicht zu dem schicken Italiener zu gehen, sondern auf ein Bier in die Kneipe an der Ecke.

Wenn man eine schmale Komfortzone hat, gibt man den momentanen Empfindungen so großes Gewicht, dass sie die sozialen Kontakte dominieren. Es scheint mir so zu sein, als ob dies bei Hochsensiblen/Hochsensitiven ein grundsätzlicher Mechanismus ist: Ich fühle oder spüre etwas und dieses Etwas beeinflusst mein Handeln derart, dass meine sozialen Kontakte und meine Beziehung davon entweder profitieren oder negativ beeinflusst werden. Himmelhoch jauchzend, zu Tode betrübt liegen sehr nahe beieinander und werden in dem Moment, in dem sie empfunden werden, auch als absolut gültig angesehen. Es scheint, als ob der hochsensible Organismus keine Wahlmöglichkeiten hat – entweder er fühlt sich wohl oder es ist unerträglich, es scheint nur die Wahl zwischen Entweder-oder zu geben, aber zu wenig Möglichkeiten, auch an Sowohl-als-auch zu denken.

Die Ursachen hierfür mögen unterschiedlich sein; zum Beispiel könnte diese nervliche Übererregung auf frühen traumatischen Stress zurückzuführen sein (vgl. Kapitel II.9). Welche Gründe es auch geben mag, diese schmale Komfortzone beeinflusst Ihre Lebensqualität und auch die Ihres Partners oder Ihrer Partnerin. Es lohnt sich meines Erachtens, diesem Phänomen ein wenig Aufmerksamkeit zu widmen, und ich lade Sie ein, sich auf die Spur Ihrer individuellen schmalen Komfortzone zu begeben.

Die schnelle Überreizbarkeit

Im Kontakt mit Hochsensiblen fällt besonders die Tendenz auf, schnell überstimuliert zu sein. Auch alltägliche Anforderungen tragen dazu bei, dass das Nervensystem eine Art *Overload* erfährt. Das kann das Schrillen eines Weckers sein, die Bedürfnisse der Kinder, gespürte Erwartungen, ein Telefongespräch, vielleicht auch nur ein Wort in einer E-Mail – der Alltag besteht aus tausendundeiner Gelegenheit, Reize aufzunehmen.

Nichts ist zu klein, um ein Reiz zu sein. Oft sind hochsensitive Menschen bereits vor dem Aufstehen überstimuliert, sei es, weil sie schlecht geschlafen haben, da ihr Mann oder ihre Frau einen unruhigen Schlaf hatte, sei es durch Gedanken an den kommenden Tag oder durch ein inneres Aufgewühltsein. Dieser Zustand scheint mitunter für die Betroffenen so selbstverständlich zu sein, dass sie gar nicht auf die Idee kommen, sie könnten überstimuliert sein. Ständiges Herzklopfen ist aber kein natürlicher Zustand. Natürlich ist, dass es Momente des stärkeren Herzklopfens gibt und dann wieder Momente der Entspannung. Hochsensible und hochsensitive Menschen befinden sich aber meistens in einer Spirale der Überstimulation, ohne es bewusst zu merken. Die Folge davon ist oft, dass die Stimmung rasch umkippt – war gerade noch scheinbar alles in Ordnung, ist sie in der nächsten Sekunde schnippisch und gereizt oder er verlässt ohne Vorwarnung den Raum oder gar das Haus.

Es handelt sich meistens nicht um *einen* Reiz, der die Überstimulation auslösen kann, sondern um das *Zuviel* die Summierung vieler *scheinbarer* Kleinigkeiten, die in eine Erschöpfung münden. Die einzelnen Reize summieren sich im Laufe eines Tages zu einem wahren Mount Everest. Und hat sich einmal dieser Berg gebildet, ist es schwierig, ihn zu bezwingen. Oftmals merken die

Betroffenen erst durch das Chaos im Kopf, ihr fahriges Verhalten oder ihre gereizte Stimmung, dass sie überstimuliert sind. Eng mit der schnellen Überreizbarkeit ist das dritte Kriterium verbunden.

Das lange Nachhallen

Damit wird die Eigenart bezeichnet, das Erlebte – die Reize, die sich ansammeln – langsamer zu verarbeiten, als Normalsensible das tun. Es ist wie bei einem Fass, das zwar stetig gefüllt wird, bei dem aber der Ablauf fehlt. So wird das innere Gefäß ständig mit Wahrnehmungen angefüllt, ohne dass diese gleichzeitig auch wieder abgebaut werden würden. Das hat zur Folge, dass Tage oder sogar Wochen nach einem Erlebnis die Betroffenen noch einmal darauf zurückkommen müssen. Dann fallen ihnen nachträglich Aspekte dazu ein, an die sie bislang noch nicht gedacht haben, oder sie haben einfach das Bedürfnis, noch einmal darüber zu sprechen. Das kann im Umfeld leicht zu der Vermutung führen, sie seien nachtragend. Wichtig ist aber zu verstehen, dass es sich dabei um eine Strategie des Nervensystems handelt, das Erlebte zu verarbeiten. Es ist kein böswilliges Recht-haben-Wollen oder Verharren auf dem eigenen Standpunkt.

Das lange Nachhallen verhindert ein Stück weit, im Hier und Jetzt zu sein. Vielfach sind Hochsensible mit der Verarbeitung ihrer Vergangenheit beschäftigt, auch wenn diese nur einen Tag zurückliegen sollte. Sie machen sich im Nachhinein Gedanken darüber, wie sie hätten anders reagieren sollen, sie probieren im Geiste neue Sätze aus, die sie hätten sagen können, sie gehen die Situationen im Kopf minutiös noch einmal durch und werden kaum müde, innerlich neue Szenarien für ein nächstes Mal zu entwerfen.

Die individuelle Wahrnehmungsfähigkeit – HSP ist nicht gleich HSP

Wenn jemand hochsensitiv oder hochsensibel ist, stehen ihm oder ihr viele Wahrnehmungskanäle offen. Ob es sich um das Gehör, den Geruchssinn, die Geschmacksnerven, den Tastsinn oder eine ausgeprägte Form von Empathie handelt – die Ausprägung der Wahrnehmungsfähigkeit ist sehr unterschiedlich und höchst individuell. Es kann sein, dass jemand außerordentlich geräuschempfindlich ist und in diesem Bereich seine schmale Komfortzone deutlich wird, oder jemand anderes nimmt außerordentliche Feinheiten im zwischenmenschlichen Bereich wahr. Klar ist: Das, was hochsensibel ist, kann sehr unterschiedlich sein.

Neben den oben beschriebenen Kriterien zur Unterscheidung von hochsensiblen und normalsensiblen Menschen ist es vor allem die individuelle Wahrnehmungsfähigkeit, die aus Menschen, die schnell überreizt und auf der Suche nach ihrer Komfortzone sind, Hochsensible macht. Aus meiner Beobachtung heraus lassen sich verschiedene Ausprägungen der Hochsensibilität im Bereich der Wahrnehmung unterscheiden. Georg Parlow[7] und Ingrid Peternell haben in Wien übrigens ähnliche Schlüsse wie ich gezogen.

Es gibt Hochsensible, die besonders geräuschempfindlich sind, andere können Gerüche sehr stark wahrnehmen oder haben einen besonders fein ausgeprägten Tastsinn. Wieder andere reagieren vielleicht stark auf bestimmte Lebensmittel. Die Menschen, die besonders über die Sinne wahrnehmen, bezeichne ich als *sensorisch hochsensibel.*

Andere sind sehr empathisch, können die Stimmungen anderer Menschen sofort erspüren oder auch, welches innere Wesen dieser Mensch hat, oder die Art und Weise, wie er oder sie im

Leben steht. Wenn sehr empathische Hochsensible einen Raum betreten, erfassen sie sehr schnell die Beziehungsqualität zwischen den anwesenden Personen, erspüren Unstimmigkeiten oder Spannungen sehr genau und reagieren oft darauf mit eigenem Unwohlsein. Diese *empathischen Hochsensiblen* bilden nach meiner Beobachtung die größte Gruppe unter den hochsensiblen Menschen. Dem Bereich der Empathie widme ich in Teil II ein eigenes Kapitel, weil es mir sehr wichtig erscheint, der Fähigkeit des Einfühlungsvermögens genug Raum und Sorgfalt zu widmen (vgl. ab S. 118). Denn wie alles im Leben hat auch diese Medaille ihre zwei Seiten.

Neben den sensorischen und den empathischen Hochsensiblen gibt es meines Erachtens noch eine dritte Ausprägung dieser Veranlagung: die *kognitiven Hochsensiblen*. Darunter verstehe ich die Fähigkeit mancher Menschen, Zusammenhänge sehr schnell erfassen und Verbindungen zwischen Fakten oder Sachverhalten in psychologischer, wirtschaftlicher, politischer oder gesellschaftlicher Hinsicht erkennen zu können. Diese Menschen sehen sofort den Rechtschreibfehler in einem Dokument und haben ein sehr gutes Gespür dafür, den roten Faden, beispielsweise in einer Doktorarbeit, zu erkennen bzw. sein Fehlen. Sie leiden oft fast körperlich unter chaotischen Sitzungen oder daran, jemandem zuhören zu müssen, der nicht auf den Punkt kommt. Durch ihre schnelle Auffassungsgabe, was das Gegenüber sagen möchte, werden sie auch leicht ungeduldig. In ihrer Ungeduld können sie mitunter recht arrogant wirken, dem anderen ins Wort fallen, Ergebnisse vorwegnehmen und allgemein Unverständnis gegenüber Menschen zeigen, die weniger schnell begreifen als sie.

An dieser Stelle möchte ich noch einmal betonen, dass ich Hochsensible nicht in Schubladen einsortieren möchte. Dennoch ist es zum Verständnis von komplexen Dingen manchmal nötig, Begriffe zu finden, die helfen, Beobachtungen einzuordnen. Nicht anders ist diese kleine Typologie gemeint. Selbstverständlich gibt es die oben genannten Ausprägungen nicht nur in ihrer reinen Form, sondern vielfach auch als Mischformen, zum Beispiel als empathisch-kognitiver oder sensorisch-empathischer Typus.

II. Wie Hochsensibilität Ihre Partnerschaft beeinflusst

Jemandem zu begegnen, der hochsensibel ist, kann sich wie Balsam auf der Seele anfühlen. Besonders, wenn man sich gerade kennengelernt hat und in dem sensiblen Gegenüber jemanden findet, der einfühlsam zuhören kann, mit dem intensive Gespräche möglich sind und der ein tiefes Verständnis für andere Menschen aufbringt. Es mag sich so anfühlen, als käme man nach Hause und fände in dem anderen eine Heimat.

Mit der Zeit mag sich aber auch dieses Bild ein wenig wandeln. Wenn die Beziehung in die Jahre kommt, hat man sich aus anderen Perspektiven kennengelernt. Da weiß man, dass aus Einfühlsamkeit von einer Sekunde auf die andere Verletzlichkeit werden kann. Vielleicht fühlt man sich auch unter einen gewissen Druck gesetzt durch den Anspruch an die Tiefe der Gespräche und den forschenden Blick, der genau herauszufinden versucht, wie es einem geht, obwohl man das vielleicht selbst gar nicht so genau weiß und weil man im Grunde genommen nicht will, so durchleuchtet zu werden. Möglicherweise wird man ein wenig müde von dem vielen, was ungesagt geblieben ist und was doch in der Seele und manchmal auch in Gedanken weiterwirkt.

Allein die Tatsache, eine Partnerschaft oder eine Ehe zu führen, kann sich für Hochsensible sehr krisenhaft anfühlen. Schon die räumliche Anwesenheit des anderen (auch wenn er oder sie arbeitet, ist seine oder ihre Anwesenheit doch spürbar) kann sehr überstimulierend sein. Zu viel Nähe, ob räumlich oder seelisch, kann sich auch bedrohlich anfühlen. Unsere Seele schlägt manchmal seltsame Kapriolen: Da wünschen wir uns eine tiefe Verbundenheit und echte Nähe zu einem geliebten Menschen, um dann bei der greifbaren Erfüllung dieses Wunsches ein Verhalten zu zeigen, das den Partner oder die Partnerin auf Distanz hält. Nach ein paar Wochen des Friedens genügt plötzlich eine Kleinigkeit, die eine Explosion verursacht. Winzigste Dinge sind von dem hochsensiblen Partner beobachtet worden und haben sich als überstimulierendes Element im Nervensystem abgelagert, sodass das Aneinanderreiben der Füße des anderen reicht, um eine Krise heraufzubeschwören.

Mein Anliegen ist es, Ihnen zu zeigen, wie nah diese Dinge mitunter beieinanderliegen und wie die Natürlichkeit dessen, was geschieht, aussieht. Also: Begeben wir uns miteinander auf die Reise zum tieferen Verständnis dessen, wie Hochsensibiliät Einfluss auf Ihre Beziehung nimmt. Ich werde einige Aspekte beleuchten, die in Partnerschaften, in denen Hochsensibilität ein Thema ist, vorkommen können.

Die Darstellung ist vielleicht nicht vollständig und möglicherweise hätten Sie aus Ihrer Erfahrung heraus noch mehr beizusteuern. Lassen Sie sich einfach zum Nachdenken anregen und dabei Ihre eigenen Erfahrungen und Beobachtungen einfließen.

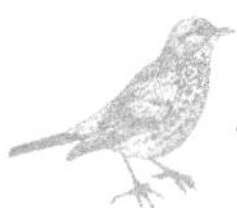

1. Sie sind mehr als nur hochsensibel

Es scheint so zu sein, dass die Veranlagung der Hochsensibilität im Gegensatz zu anderen Wesenszügen in allen Bereichen des

Lebens spürbar ist. Wenn Sie zum Beispiel großzügig sind, dann werden die Menschen in Ihrem Leben das vor allem dann merken, wenn es um Geschenke oder Einladungen geht. Oder sie erkennen es an der Art und Weise, wie Sie mit Ihrem Eigentum umgehen. Darüber hinaus muss dieser Wesenszug von Ihnen nicht unbedingt sichtbar sein. Wenn Sie dagegen hochsensibel sind, dann wird die hohe Empfindungsfähigkeit sich in jeder Lebenslage zu Wort melden und sichtbar werden. Gerade wegen dieser Präsenz scheint es manchmal so, als ob die hochsensible Veranlagung vorherrschend und bestimmend wäre. Und darin liegt auch eine Gefahr: Nämlich sich auf das Thema Hochsensibilität zu fixieren und alles, was in Ihrem Leben geschieht, damit in Verbindung zu setzen. Schlimmstenfalls gipfelt eine solche Haltung in folgenden oder ähnlich lautenden Sätzen: »Weil ich hochsensibel bin, kann ich dieses oder jenes nicht«, »Kein Wunder, dass ich es zu nichts gebracht habe, ich bin ja hochsensibel«, »Als Hochsensibler kann man in der heutigen Berufswelt nicht bestehen« und so weiter.

Viele verschiedene Facetten

Machen Sie sich bitte Folgendes bewusst: Sie sind nicht nur hochsensibel, sondern Sie haben noch viele andere Facetten. Oft neigen Hochsensible dazu, diese Veranlagung als die alles beherrschende in ihrem Leben zu sehen. Sie fixieren sich förmlich darauf und verlieren den Blick für die anderen Eigenschaften, die in ihnen wohnen. Häufig wird auch diese Eigenschaft für das Misslingen von Partnerschaften verantwortlich gemacht. »Sie war eben zu empfindlich«, heißt es dann, oder auch: »Er konnte nicht seinen Mann stehen und nahm alles persönlich.«

Dabei ist es doch wohl eher so, dass Beziehungen nicht nur durch *ein* Wesensmerkmal der Partner beeinflusst werden. Das menschliche Wesen und die Bildung des Charakters sind äußerst dynamisch und komplex. Wer schon einmal in einer Beziehung gelebt hat und das tägliche Sich-einander-nahe-Sein, das Sich-voneinander-Entfernen, das Aufeinander-Zugehen und wieder Auseinander-Driften erlebt hat, weiß, wovon ich spreche.

Menschen, Sie und ich, sind nicht so oder so. Ist es im Berufsleben oder im Bekanntenkreis manchmal hilfreich, Personen einzuschätzen und auch einzuordnen, nützt dieses Einordnen meines Erachtens in einer erfüllten Partnerschaft nur bedingt. Wir alle haben natürlich Eigenschaften, die stärker hervortreten als andere, das ist normal. Aber es lohnt sich, sich als eine Art Miniuniversum zu begreifen, das mehr Möglichkeiten zur Verfügung hat, als bereits bekannt sind. Ich denke, dass es vor allem für Hochsensible wichtig ist, sich *ganz* zu zeigen. Das braucht Mut und Vertrauen. Denn allzu oft haben sie ja die Erfahrung gemacht, dass sie ihre Umwelt mit ihrer Vielschichtigkeit überfordern. Mut und Vertrauen wachsen natürlich nicht auf Bäumen. Gerade Menschen, denen es aufgrund früher traumatischer Erfahrungen nicht so einfach gelingt, Vertrauen aufzubauen und in sich zu spüren, können da eine wirklich große Herausforderung erleben.

Viktor Frankl, der Begründer der Logotherapie, hat einmal gesagt: »Es ist nie zu spät, auch nicht zu früh, aber immer höchste Zeit.« In diesem Sinne lade ich Sie dazu ein, neue Erfahrungen in Ihr Leben zu lassen.

Hochsensibilität – nur ein Teil der Persönlichkeit

Was im Leben gelingt und was nicht, hängt nie von einer einzigen Komponente ab. Immer ist es ein Zusammenspiel vom Menschsein in seiner Gesamtheit. Dabei spielt die Hochsensibilität mit ihrer Komplexität sicherlich eine nicht unbedeutende Rolle, aber es wäre meines Erachtens nicht nützlich, diesem Wesensmerkmal die Hauptverantwortung für Gedeih und Verderb anzulasten. Erinnern Sie sich: Hochsensibilität als Veranlagung ist neutral, sie ist weder gut noch schlecht und wirkt nur im Zusammenhang mit den eigenen Lebenserfahrungen positiv oder negativ.

Es hat eine andere Qualität, ob Sie sagen: »Ich bin hochsensibel«, oder aber: »Ich bin hochsensibel, tolerant, großzügig, ruhebedürftig, kreativ, moralisch, zielstrebig und perfektionistisch«. Sie merken: Hochsensibilität beschreibt nur einen kleinen Teil Ihrer Persönlichkeit.

Ich habe eine kleine Idee für Sie: Nehmen Sie sich ein schönes Notizbuch oder ein Blatt Papier und notieren Sie diejenigen Eigenschaften, von denen Sie annehmen, dass sie Ihre Ehe beeinflussen. Das können Sie mit Ihrem Partner oder Ihrer Partnerin gemeinsam machen oder aber auch ganz allein für sich. Nimmt die Hochsensibilität bereits einen so großen Stellenwert bei Ihnen ein, dass Ihnen ansonsten kaum etwas anderes einfällt? Dann wird es höchste Zeit, Ihre Aufmerksamkeit auch auf andere Eigenschaften zu lenken, die ebenfalls vorhanden sind, Ihnen aber nicht unbedingt bewusst sein müssen. Zum Beispiel können viele Hochsensible gut zuhören, möchten den Dingen auf den Grund gehen, sind treu und zuverlässig, sehr pflichtbewusst und spüren sehr schnell, wenn etwas nicht stimmt. Zugegeben, manchmal sind sie vielleicht auch deshalb ein wenig rechthaberisch, schnell erschöpft, brauchen viel Ruhe, wirken manchmal chaotisch und unpraktisch, sagen mitunter Termine in letzter Minute aufgrund plötzlicher Erschöpfung ab und erscheinen zu manchen Zeiten wenig belastbar.

Wie alles im Leben haben auch Eigenschaften jeweils ihre zwei Seiten.

Ein Beispiel: Vielleicht steht auf Ihrer Liste die Eigenschaft *Toleranz* Tatsächlich sind viele Hochsensible tolerant in dem Sinne, dass sie andere Menschen akzeptieren, wie sie sind, und sich bemühen, möglichst wenig Vorurteile zu haben, weil sie wissen, wie schmerzhaft es sich anfühlt, be- und verurteilt zu werden. Tolerant zu sein gilt auch gesamtgesellschaftlich als anzustrebende Tugend. Wenn Toleranz jedoch so verstanden wird, alles hinnehmen zu müssen und sich mit allem einverstanden erklären zu sollen, dann handelt es sich nicht mehr um Toleranz, sondern um Gleichgültigkeit.

Manchmal ist die eigene Wahrnehmung eine andere als die Fremdwahrnehmung, wie dieses Beispiel zeigt: Ich kenne eine hochsensible Frau, die sich selbst als flexibel bezeichnet. Bei näherer Betrachtung zeigt sich jedoch, dass sie genaue Vorstellungen von Zeit und Raum hat, dass sie einen Widerwillen dagegen hat, etwas Neues auszuprobieren, und dass sie sich damit schwertut, eine einmal gefasste Meinung zu revidieren. Im Umgang mit ihr wird deutlich: Ihre Flexibilität bezieht sich auf einen kleinen Bereich ihres Lebens, aber ist nicht grundsätzlich eine Eigenschaft von ihr. Flexibel oder auch tolerant zu sein muss nicht heißen, dass die Betroffenen es immer und jederzeit sind. Die Kehrseite der Flexibilität ist Fixierung. Auf einer Meinung zu beharren oder auch nur flexibel zu sein, wenn es einem passt, ist nicht flexibel, sondern zeigt ein starkes Kontrollbedürfnis.

Es gilt der Grundsatz: Immer, wenn etwas einseitig oder übertrieben gelebt wird, wird es destruktiv.

Sie können nun alle Eigenschaften auf Ihrer Liste überprüfen. Auch diejenigen, die auf den ersten Blick einen etwas negativen Beigeschmack haben, sind in der Regel nicht nur negativ. Es lohnt sich, wenn Sie sich etwas Zeit nehmen und darüber nachdenken, welche positiven Seiten scheinbar negative Eigenschaften haben könnten.

2. In Beziehung sein heißt, in Resonanz zu sein

In meiner Arbeit mit hochsensiblen und hochsensitiven Menschen erlebe ich oft, dass sie im Grunde genommen kein Problem mit sich haben. Die Spannungen, die sie erleben, entstehen meistens im Kontakt mit anderen Personen. Das ist interessant, denn es scheint, als fühlten sie sich sogar ganz wohl mit ihrer Veranlagung und als verschwände dieses Wohlsein erst im Umgang mit anderen.

Mitunter scheint es so, als ob Menschen, wenn sie allein sind, ganz andere Dinge tun, andere Gedanken denken, sich anders kleiden, ernähren und schlafen, als wenn sie in Gesellschaft sind. Das kann so weit gehen, dass die Betroffenen den Eindruck haben, sie wären nur wirklich sie selbst, wenn sie allein sind. Gleichzeitig leiden sie an mangelnden befriedigenden Kontakten, womöglich sozialer Isolation oder aber auch an Kontakten, die ihnen mehr Energie rauben als zuführen.

Vielfach warten die Betroffenen sehnsüchtig darauf, in ihrem Wesen erkannt und auch gerade wegen ihrer Hochsensibilität geschätzt und geliebt zu werden. So verständlich dieses Bedürfnis auch ist, es funktioniert nicht von selbst. Sie können selbst sehr viel dazu tun, dass Sie so wahrgenommen werden, wie Sie es möchten.

Resonanz bedeutet in diesem Zusammenhang: Das, was ich von mir zeige, hat in meinem Gegenüber Wirkung. Auch das, was nicht ausgesprochen wird, wirkt in unserer Gestik und Mimik auf den anderen ein. Immer dann, wenn wir mit anderen Menschen in Kontakt sind, erzeugen wir Resonanz, eine Wirkung.

Für Resonanz ist ein Resonanzboden nötig

Um in einem Gegenüber Resonanz zu erzeugen, muss man aber selbst ein Resonanzboden sein. Für mich bedeutet das, dass Sie sich zeigen können mit dem, was wirklich in Ihnen ist. Vielfach halten Hochsensible sich aber sehr zurück. Es scheint oft so, als ob es einen Raum in ihrem Inneren gäbe, an dessen Tür *Betreten verboten* steht. Im Grunde möchten sie diesen Raum niemandem zeigen und sie suchen ihn selbst auch nur sehr selten auf. Verstehen Sie mich recht: Selbstverständlich hat jeder Mensch das Recht auf so eine Kammer in seinem oder ihrem Inneren. Es ist nicht förderlich, immerzu als offenes Buch durchs Leben zu laufen und unterschiedslos allen immer alles von sich zu zeigen. Jedoch gibt es auch hier wieder eine schmale Grenze zwischen gesundem Zurückhalten und fixiertem Nicht-anders-Können. Wenn jemand so handelt, weil es ihm unmöglich ist, anders zu reagieren, hat er nur eingeschränkte Möglichkeiten zur Verfügung, das Leben zu gestalten. Meiner Ansicht nach geht es immer auch darum, sich *ganz* zur Verfügung zu haben, mit allen Tönen, die im Wesen angelegt sind, und nicht nur einen Teil der Melodie zu spielen. Jeder Mensch hat die Möglichkeit, seine Töne mit denen anderer Menschen zu verweben oder ein Solostück zu spielen. Wenn Sie Musik mögen, dann wissen Sie, dass auch ein Soloinstrument eine Begleitung braucht und dass ein Orchester nur im Zusammenspiel die Vision des Komponisten hörbar macht.

Ich bin überzeugt davon, dass jeder Mensch seine ureigene Melodie in sich trägt und diese Melodie auch spielen können sollte. Die eigene Melodie setzt sich aus allen Gedanken, Gefühlen, Erfahrungen, Bedürfnissen und Visionen zusammen, die ein Mensch in sich vereinigt. Diese Puzzleteile eines Menschenlebens stellen sozusagen die einzelnen Töne dar. Um daraus ein Lied, eine Melodie zu machen, genügt es nicht, einfach Ton für Ton aneinanderzureihen, sondern es braucht dazu ein Wissen über die Kunst der Komposition und auch eine Idee, wie die fertige Melodie klingen soll und was jemand damit zum Ausdruck bringen möchte.

Unangebrachte Zurückhaltung

Nach meiner Beobachtung ist oft die Kombination aus übergroßem Anpassungsbedürfnis und Angst vor Zurückweisung oder Ablehnung der Grund dafür, dass sich hochsensible Menschen eine Art von Zurückhaltung aneignen, die ihrem Wesen, ihrer inneren Melodie, nicht gerecht wird.

Viele Hochsensible haben in ihrem Leben nicht die Erfahrung gemacht, dass sie für ihre sensiblere Art, die Welt wahrzunehmen, wertgeschätzt werden. Im Gegenteil, meistens erleben sie eine sehr subtile Abwertung ihrer differenzierten Gedanken- und

Gefühlslagen, die oft nicht einmal ausgesprochen wird. Aber sie beobachten, dass lautere Menschen mehr Aufmerksamkeit bekommen, dass bodenständige und praktisch veranlagte Personen gelungenere und vor allem mehr Kontakte zu haben scheinen und dass Normalsensiblen das Leben allgemein scheinbar leichter gelingt. Differenzierte Auseinandersetzungen und ein vielschichtiges Innenleben, das Zeit zur Entfaltung benötigt, werden im Allgemeinen als eher hinderlich für ein erfolgreiches Leben angesehen. Es sei denn, die Betroffenen sind Künstler, und auch in diesem Fall wird die hohe Sensibilität eher als dazugehörig hingenommen und nicht als eigener Wert gewürdigt.

Diese Erfahrungen machen vorsichtig und verhindern oft einen lustvollen Umgang mit der eigenen Sensibilität. Sie können sogar dazu führen, dass die hohe Wahrnehmungsfähigkeit eher versteckt und sogar den nächsten Angehörigen nicht gezeigt wird. Die Folge davon kann ein immer stärker werdender Druck im Inneren der Betroffenen sein, Unzufriedenheit und Launenhaftigkeit. Wie schade! Allzu oft werden dann diese Seiten als symptomatisch für Hochsensibilität angesehen und vermitteln so ein falsches Bild von dieser wertvollen Veranlagung.

Alles löst eine Resonanz aus

Halten wir fest: Was Sie einem anderen Menschen zur Verfügung stellen, kann und wird in ihm Resonanz auslösen.

Angenommen, Sie zeigen nach außen hin nur Ihre starke Seite, die alles im Griff hat, das Leben managt und organisiert und nie verzweifelt, dann wird Ihr Gegenüber dazu in Resonanz gehen. Unter Umständen begreift Ihr Gegenüber diese Seite als Ihr wahres Ich und kommt gar nicht darauf, dass Sie sich innerlich oft gar nicht so tough fühlen, wie Sie nach außen hin scheinen, und dass Sie sich heimlich sogar wünschen, Ihnen würde einmal etwas abgenommen von der Verantwortung, die Sie übernehmen.

Auch das Gegenteil wird Ihnen nicht gerecht: Wenn Sie vor allem die abhängige, hilfsbedürftige Seite von sich zeigen, dann wird auch das Resonanz auslösen, und Ihr Partner oder Ihre Partnerin reagiert darauf entsprechend seiner oder ihrer Persönlichkeitsstruktur.

Wie kann es nun aber gelingen, ein Resonanzboden zu sein und es zu wagen, man selbst zu sein mit allem, was dazugehört? Die Kunst liegt auch hier in kleinen Schritten. Vielleicht haben Sie Lust, die folgende Idee mit Ihrem Partner oder Ihrer Partnerin auszuprobieren.

Ein Ritual für den Feierabend

Wie wäre es, wenn Sie eine Art Feierabendritual einführen? Das könnte so aussehen:

Wenn Sie beide abends zusammenkommen, können Sie sich bei einem Teller Käse und Oliven Zeit nehmen, den vergangenen Tag zu reflektieren. Erzählen Sie sich, wie es Ihnen geht, was Sie beschäftigt, was Sie heute gefreut und was Sie geärgert hat. Nutzen Sie diese Zeit bewusst für Ihre Beziehungspflege; ungefähr zwanzig Minuten sollten Sie dafür einplanen. Am Anfang mögen auch fünf oder zehn Minuten ausreichen, um ein anderes Zeichen in Ihrer Ehe zu setzen. Das Ziel ist, miteinander in Resonanz zu gehen, einander zuzuhören und sich erzählen zu lassen, sich auf einer geistig-emotionalen Ebene zu spüren, ohne Lösungen parat zu haben. Diese vielleicht etwas ungewohnte Einladung kann durchaus dazu führen, dass minutenlanges Schweigen herrscht. Auch das ist ein Teil, der dazugehört. Halten Sie es aus und brechen Sie das Schweigen nicht zu früh. Oft bereitet sich in der Stille ein wesentlicher oder erklärender Gedanke vor.

Sie sollten dieses Ritual mindestens einen Monat lang jeden Tag durchführen, auch am Wochenende. Gestatten Sie sich, zu dem Resonanzboden zu werden, der Sie selbst gerne wären. Nutzen Sie Ihre hohe Empfindungsfähigkeit, um sich selbst und den anderen zu spüren. Erlauben Sie sich wenigstens einmal am Tag, so hochsensibel zu sein, wie Sie tatsächlich sind, ohne zu dramatisieren. Gehen Sie langsam vor und erlauben Sie sich Schritt für Schritt, Ihre Gedanken und Gefühle zu teilen. Zunächst in Ihrer Familie, dann vielleicht in der Nachbarschaft, bei Behördengängen, im Verein oder bei Ihrer nächsten Weiterbildung. Erlauben Sie sich, sich selbst zu stärken, und lassen Sie sich von der Wirkung überraschen. Die Chance ist groß, dass Sie Begegnungen erleben, die Sie ermutigen und Ihr Leben bereichern.

Vor Jahren las ich einmal in einer Zeitschrift von einem ähnlichen Ritual einer Familie. Die Familie Obama, wohnhaft in Amerika, er Präsident der Vereinigten Staaten, sie First Lady, zwei Töchter, pflegten so oft wie möglich das gleiche Spiel. Sie nannten es *Dornen und Rosen* Die Familie traf sich jeden Abend, und jedes Familienmitglied berichtete darüber, was ihm an diesem Tag an Schönem und weniger Schönem widerfahren war. Das Schöne waren die *Rosen* und das weniger Schöne die *Dornen*. Eine der Töchter meinte dann einmal lakonisch: »Papa, du hast einen dornenreichen Job.«

Ich möchte Sie gerne ermutigen, dass Sie sich erlauben, neue Erfahrungen zu machen. Das gilt für alle sozialen Kontakte, aber besonders für Ihre Ehe. Ein Resonanzboden in einer Beziehung zu sein bedeutet auch, sich aufeinander einstimmen zu können und den richtigen Ton zu finden, um ein gemeinsames Lied zu spielen. Oder, wie es eine Freundin einmal ausgedrückt hat: »Ich möchte jemanden haben, der mich zum Klingen bringt, sodass meine Melodie besser aus mir herauskommt.«

Spielen Sie schon Ihre eigene Melodie? Zeigen Sie sich mit dem, was Ihnen wichtig ist? Welche Resonanz erzeugen Sie?

3. Das Bedürfnis nach Sicherheit

Sicherheit herstellen

Eines der grundlegenden Bedürfnisse des Menschen ist es, sich sicher zu fühlen. Aus dem Bedürfnis nach Sicherheit heraus werden Häuser gebaut, Versicherungsgesellschaften gegründet, Steuern erhoben, das Rechtssystem eines Staates verabschiedet und Verkehrsregeln aufgestellt. Jeder Mensch sucht nach dem, was ihm größtmögliche Sicherheit gewährt.

Das Herstellen von Sicherheit ist in der Beratung und Therapie das oberste Gebot. Wichtig ist dabei das Bewusstsein, dass Sicherheit *hergestellt* wird und nicht einfach so vorhanden ist. Ich kann für ein ausreichendes Maß an Sicherheit sorgen, indem ich als Therapeutin Termine einhalte, auf die Zeitstruktur achte, den Klienten und Klientinnen Zeit zum Ankommen gebe und sie sorgfältig mit einem größtmöglichen Maß an Echtheit und Authentizität begleite.

Manchmal ist der Weg zu einer gefühlten Sicherheit weit. Ich erinnere mich an eine Klientin, die bereits ein halbes Jahr zu mir in die Beratung kam, um ihre Beziehungsmuster zu Männern zu durchbrechen. Sie wollte lernen, wie sie eine verbindliche Beziehung leben konnte. Stunden vergingen, in denen sie mir fast ohne Punkt und Komma von ihren Geschichten erzählte und in denen es mir schien, als käme ich kaum zu Wort. Nach etwa einem halben Jahr gab es eine Stunde, in der es ihr zum ersten Mal bewusst gelang, im Körper ihre Gefühle wahrzunehmen. Als ich sehr direkt die Führung übernahm und sie dazu anleitete, ihre Ressourcen und Wahrnehmungen körperlich zu erfahren, war ihre erste Reaktion dieser Satz: »Ich warte schon darauf, dass wir endlich zum Thema kommen.«Sie hatte sich schon vorher zurechtgelegt, was sie mir in dieser Stunde präsentieren wollte. Meine Anleitung, wahrzunehmen, was in ihr war, bedeutete Neuland für sie und war mit viel Unsicherheit verbunden. Erst am Ende dieser Stunde stellte sich heraus, dass ihre gesamten Schilderungen darauf abzielten, mir einen Beweis für die Richtigkeit ihrer Wahrnehmungen zu liefern. Mit anderen Worten: Sie suchte die Sicherheit meines Vertrauens. Ihr Verstand sagte ihr längst, dass sie mir vertrauen könne und dass ich ja schließlich einer Schweigepflicht unterläge und deshalb die Dinge, die sie mir anvertraute, gut aufgehoben seien, aber ihre Gefühle hegten Zweifel daran. Sie wusste nicht, ob sie sich nun tatsächlich sicher fühlen könne.

Diese Stunde war ein Meilenstein in ihrer Beratung. Wir stellten die Verbindung zwischen der Beziehung zu ihrem Vater, die sehr ambivalent gewesen war, und uns beiden her. Als sie Parallelen erkannte, war sie schließlich zu einer echten Begegnung mit mir bereit. Fortan hatte sie mehr Sicherheit im Umgang mit mir und konnte sich mehr auf mich und meine Vorschläge einlassen.

Eine hohe Grundanspannung

Sicherheit ist also ein Thema, das nach meiner Ansicht sehr sorgfältig betrachtet werden sollte. Jemand, der wie viele Hochsensible eine brüchige Beziehung zu seiner inneren Sicherheit hat, braucht eventuell Zeit und stabile Bedingungen, um zu erfahren, dass es tatsächlich Sicherheit gibt und nicht nur die Sehnsucht danach.

Die meisten Hochsensiblen, die ich kenne, verfügen über eine Grundnervosität und eine hohe Grundanspannung. Es fühlt sich für sie normal an, wenn sie immer unter Strom stehen. Daher kommen sie selbst gar nicht auf die Idee, diesen Zustand als unnatürlich zu betrachten. Aber tatsächlich ist es so, dass es nicht selbstverständlich und nicht natürlich ist, wenn man diese hohe Anspannung im Nervensystem hat. Sie ist eine Folge von traumatischem Stress, der im Nervensystem noch gespeichert ist.[8]

Eine Person mit hoher Grundanspannung benötigt besonders viel Sicherheit. Sicherheit ist auch ein Körpergefühl, nicht nur eine Emotion. Hier möchte ich Sie wieder einladen, praktisch zu werden: Nehmen Sie sich doch ein paar Minuten Zeit und erforschen Sie einmal ungestört Ihre Körperwahrnehmung: Wo spüren Sie die Sicherheit? Gibt es einen Ort in Ihrem Körper, wo Sie sie wirklich spüren können? Oder gibt es möglicherweise mehrere Orte, an denen sie spürbar ist? Und wenn Sie sie spüren können – wie genau fühlt sich das an? Manchmal macht sich ein warmes Gefühl im Inneren breit oder der Magen entspannt sich oder vielleicht machen Sie auch einen tiefen Atemzug. Wichtig dabei ist, dass Sie die Vorgänge nur wahrnehmen und sie nicht bewerten oder etwas verändern wollen. Es ist in Ordnung, wenn Sie sich einfach nur beobachten.

Manchmal ist es leichter, sich bei der Erforschung der Körperwahrnehmung von einer Fachperson begleiten zu lassen. Die meisten Menschen in Mitteleuropa sind es nicht gewohnt, ihre Körperempfindungen bewusst in ihre Wahrnehmungen mit einzubeziehen, und benötigen dafür etwas Anleitung.

Das Ziel dieser Übung ist es, Sicherheit *spüren* zu können. Das, was als Körpererinnerung einmal gespeichert wird, kann auch wieder erinnert werden. Und die gute Nachricht ist: Selbst wenn es aufgrund früherer Erfahrungen wenig Sicherheit in Ihnen gibt, so lässt sie sich doch auch später noch erfahren und verankern.

Ein erhöhtes Sicherheitsbedürfnis

Aufgrund erfahrener Unsicherheit haben viele Hochsensible und hochsensitive Menschen ein erhöhtes Bedürfnis nach Sicherheit. Und dieses Bedürfnis versuchen sie oft, in ihrer Partnerschaft erfüllt zu bekommen. In einer Beziehung, in der beide Partner hochsensibel sind, haben aber möglicherweise beide in ihrem Leben die Erfahrung von bedrohlicher Unsicherheit gemacht und verfügen deshalb über eine brüchige Sicherheit in ihrem Inneren. Vor diesem Hintergrund entstehen leicht Konflikte, Unstimmigkeiten und Missverständnisse.

Die meisten Erfahrungen mit ungenügender Sicherheit werden in Beziehungen zu anderen Menschen gemacht. Meiner Ansicht nach liegt hier ein wichtiger Schlüssel: In Beziehung zu sein, muss sich nicht unbedingt sicher anfühlen, auch wenn Sie das noch so sehr wollen. Das Wollen sitzt im Verstand, aber Ihr Körper und Ihre Seele sprechen eine andere Sprache.

Machen Sie sich bewusst, dass Sie an der Basis Ihrer Beziehung arbeiten, wenn Sie den Zugang zu Ihrer inneren Sicherheit stärken. Je nachdem, welche Geschichten damit verknüpft sind, geht das am Anfang nur mit therapeutischer oder seelsorgerlicher Hilfe. Oft bedeutet es aber auch schon eine Entlastung und Erleichterung, zu erkennen, warum Sie beide miteinander immer wieder in die gleiche Falle geraten. Es ist durchaus hilfreich, wenn Sie etwas über Kommunikation und ihre Mechanismen wissen, aber fundamental scheint mir die Erkenntnis, dass es vielleicht auch an Ihrer fehlenden inneren Sicherheit liegt.

Ihr hochsensibles Nervensystem muss deshalb eine so hohe Grundspannung aufrechterhalten, weil es sich nicht wirklich entspannen kann. Irgendwann einmal in Ihrem Leben waren Sie einer Situation ausgesetzt, die zu schnell, zu viel, zu heftig war, sodass Ihr vielleicht noch kindliches Nervensystem mit der Verarbeitung überfordert war und die Energie in Ihrem Körper und in Ihrem Nervensystem gespeichert, also abgelegt hat.

Die gute Nachricht ist: Sie können sich diese Energie wieder zugänglich machen und Ihre innere Sicherheit zurückgewinnen. Das dauert möglicherweise eine Weile, lohnt sich aber auf jeden Fall, um Ihre ganze Lebensqualität zur Verfügung zu haben und Ihre Partnerschaft als erfüllter zu erleben.[9]

4. Das Bedürfnis, verstanden zu werden

Das *Verstanden-werden-Wollen* gehört ebenso wie die Sicherheit zu den sehr begreiflichen Grundbedürfnissen jedes Menschen. Allerdings ist meines Erachtens der Anspruch Hochsensibler, von aller Welt – und insbesondere vom Partner – Verständnis zu bekommen und zu erwarten, nicht leicht zu erfüllen.

In meinen Kontakten mit hochsensiblen Menschen beiderlei Geschlechts wird mir oft deutlich: Hinter dem Bedürfnis nach

Beziehung verbirgt sich meist der Wunsch, einfach einmal verstanden zu werden. Wenigstens *einen* Menschen müsse es doch auf der Welt geben, bei dem man sich vorbehaltlos aufgehoben fühlen kann, der einen versteht und annimmt, so wie man ist, bei dem ein einziger Blick genügt, um sich vielfältig mitzuteilen, und mit dem man sich ohne Worte versteht. Gerade Hochsensible erleben meistens ein Unverständnis der Welt ihnen gegenüber. Daher ist die Sehnsucht besonders groß, jemanden zu haben, bei dem man nicht um Verständnis kämpfen oder sich für sein Wesen rechtfertigen muss.

Idealbilder von Partnerschaft

Wenn ich in meiner Praxis Menschen begegne, die mir von ihrem tiefen Bedürfnis nach einer festen Liebesbeziehung erzählen, dann nehme ich in mir zwei miteinander streitende Empfindungen wahr: Zum einen berührt es mich tief, wenn mir ein Mensch von seiner Sehnsucht nach einer erfüllten Beziehung berichtet. Da wird ein Idealbild mit den schönsten Farben ausgemalt und das Paradies auf Erden heraufbeschworen. Und zum anderen verstört es mich, dass es gerade dieses Idealbild ist, dem viele Menschen so verzweifelt hinterherjagen. So streiten dieser fast kindlich anmutende Wunsch nach dem Paradies und die scheinbare Unerreichbarkeit in der Realität miteinander.

Vielen Hochsensiblen mit einem solchen Wunsch wird es vermutlich so gehen: Sie können sich noch so oft sagen, dass es sich dabei um eine Idealvorstellung handelt, die mit der Realität des Lebens nicht viel zu tun hat, und ihr Verstand weiß das sicher schon längst, aber ein hartnäckiger anderer Teil in ihnen möchte das nicht wahrhaben und sucht immer weiter nach dem Ideal.

Das scheint mir ein deutlicher Unterschied zwischen Normalsensiblen und Hochsensiblen zu sein – da, wo Normalsensible sich leichter tun, Fakten zu akzeptieren und Rahmenbedingungen anzunehmen, hadern Hochsensible oft über Gebühr und hartnäckig mit den Schwierigkeiten und können sich derart darin verbeißen, dass sie mitunter die Beziehung aufgeben.

Unverständnis – eine häufige Erfahrung

Es scheint zum Reifeprozess eines jeden zu gehören, wenn man erkennt, dass man nicht von jedem Menschen die gleiche Art von Verständnis erhalten und erwarten kann. Hochsensible scheinen aber genau dies immer wieder zu fordern. Unverstanden zu sein, ist für hochsensible Menschen vielfach eine Erfahrung, die ihr ganzes Leben begleitet. Meistens haben sie sich schon als Kind von ihren Bezugspersonen – Eltern und Lehrern – unverstanden gefühlt. Das Gefühl der Einsamkeit, das damit einhergeht, kennen sie meistens sehr gut. Trotz der Erfahrung, oft nicht verstanden zu werden, bleibt ihnen aber die Sehnsucht danach erhalten, auch wenn sie sich nach Jahrzehnten vielleicht einigermaßen damit abgefunden haben, dass es nur seltene Momente des Verstandenseins gibt.

Wenn hochsensible Menschen in der Berufswelt und in der Familie nicht verstanden werden, konzentriert sich diese Sehnsucht auf ihre Ehe. Der übermächtige Wunsch lautet: »Verstehe mich – du bist der nächste Mensch in meinem Leben. Wenn du mich nicht verstehst, ist alles sinnlos, dann ertrage ich den Kampf da draußen nicht. Sieh mich, wie ich bin, und liebe mich trotzdem bedingungslos.« Der Verstand mag zwar einwenden, dass dieser Anspruch zu hoch gegriffen ist, das Herz und der Bauch möchten es trotzdem und werden keine Ruhe auf der Suche nach Verständnis geben.

Nicht verstanden zu werden, fühlt sich für jeden Menschen – normal- oder hochsensibel – fraglos unerfreulich an. Der Unterschied zwischen Hoch- und Normalsensiblen liegt auch hier in der Verstärkung. Hochsensitive und hochsensible Menschen leiden über Gebühr daran. Ihre in der Regel hohe Grundanspannung verstärkt sich durch das Gefühl des Unverstandenseins, was zu Verhaltensweisen führen kann, die für den Außenstehenden tatsächlich unverständlich sind. Ein Kreislauf ist in Gang gesetzt.

»Hast du kein Verständnis für mich, habe ich kein Verständnis für dich« – ein Beispiel

Nun können aber das Bedürfnis und die Sehnsucht, verstanden zu werden, so übermächtig in einer Seele wohnen, dass es das eigene Vermögen, andere zu verstehen, beeinträchtigen kann. Nicht selten habe ich Menschen kennengelernt, die verzweifelt versuchten, bei anderen um Verständnis zu werben, aber im Gegenzug fast oder gar kein Verständnis für ihr Gegenüber aufbrachten.

Ich denke da an eine Frau mittleren Alters, die ich vor ein paar Jahren begleitet habe. Schon als Kind fühlte sie sich anders und ausgegrenzt. Sie nahm als Vierjährige andere Personen, ihre Stimmungen und Befindlichkeiten sehr genau wahr, sodass sie gerne von sich sagte, sie sei bereits als Kleinkind die geborene Psychologin gewesen. Sehr früh lernte sie, andere einzuschätzen. Weil sie ständig damit beschäftigt war, ihre Wahrnehmungen zu sortieren und zu analysieren, wurde sie selbst immer zurückhaltender im Umgang mit anderen. Sie merkte schnell, dass die meisten Menschen in ihrer Umgebung, ob es nun Kinder oder

Erwachsene waren, mit ihrer inneren Vielschichtigkeit nichts anfangen konnten. Eine Situation ist ihr noch deutlich in Erinnerung geblieben:

Sie hatte in der Kindergartenzeit einen Freund, einen Jungen aus der Nachbarschaft, mit dem sie viel zusammen war. Sie verbrachten ganze Nachmittage mit Spielen. An einem warmen Sommertag gingen sie bei herrlichstem Sonnenschein die Straße entlang, und im Überschwang dieses schönen Tages und voller Selbstbewusstsein hielt sie dem Jungen ihren Arm hin und sagte: »Riech mal, das riecht nach Sonne.« Sie hatte schon an vielen Sonnentagen an ihrem Arm geschnuppert und festgestellt, dass die Haut anders roch, wenn sie von der Sonne beschienen wurde. Ihre Entdeckung wollte sie mit ihrem Freund teilen und musste enttäuscht feststellen, dass er das gar nicht wahrnehmen konnte. Er schaute sie verständnislos an. Ein junges Pärchen ging hinter ihnen und fing an zu lachen. Sie weiß bis heute nicht genau, ob die beiden über sie lachten, aber in ihrer Vorstellung war das so.

Diese Episode blieb ihr als Schlüsselerlebnis in Erinnerung. Fortan wurde sie vorsichtig mit dem, was sie von ihren Wahrnehmungen anderen mitteilte. Ähnliche Situationen häuften sich, als sie in die Schule kam, und schließlich wurde sie zu einem schüchternen Mädchen, das versuchte, möglichst unauffällig zu sein. Das gelang ihr so gut, dass sie scheinbar ohne große Begabungen erwachsen wurde. Sie hatte Beziehungen zu Männern, die gar kein großes Interesse daran hatten, sie in ihrem Wesen kennenzulernen. Das traf sich gut, denn sie hatte auch kein echtes Interesse daran, wirklich in ihrem Wesen erkannt zu werden. Das war ihr aber nicht bewusst, sondern ein Teil von ihr wartete immer – und meistens vergeblich – darauf, dass einer käme, der sie in ihrer Vielschichtigkeit und Differenziertheit sähe. Das geschah jedoch nicht, denn sie zeigte sich nicht mehr und tat meistens, was ihr Umfeld von ihr erwartete. In ihr hatte sich eine Mauer gebildet, hinter der sie ihre Sensibilität versteckte und über die zu klettern sie niemandem gestattete.

Umgekehrt hatte sie sich angewöhnt, auch andere nicht mehr verstehen zu *wollen*. Einfühlsamkeit und Empathie zu zeigen kam ihr wie ein Verrat an sich selbst vor. Dadurch, dass sie selbst kein einfühlendes Verstehen erhielt, enthielt sie es auch anderen vor.

Dieses Beispiel ist vermutlich symbolisch für viele andere Geschichten Hochsensibler. Aufgrund eines empfundenen Mangels verweigern die Betroffenen dann ebenfalls zu geben. Das geschieht natürlich nicht böswillig, sondern wegen eines empfundenen Ungleichgewichts. Jeder Organismus sucht nach einem Ausgleich – wenn jemand sich immer als der oder die Gebende empfindet, dann reagiert die Seele mit dem, was sich wie eine ausgleichende Gerechtigkeit anfühlen mag, ohne dass es den Betroffenen bewusst sein muss. Man könnte es auf die einfache Formel bringen: »Ich halte mich zurück, weil man mir auch zurückhaltend begegnet.«

Wertfreies Betrachten

Im Zusammenhang mit Partnerschaften klagen Menschen in meiner Praxis häufig darüber, dass sie immer dasselbe Schema in ihren Beziehungen erleben: Da trifft eine hochsensible, empathische Frau beispielsweise immer auf distanzierte und stumme Männer. Oder ein hochsensibler Mann begegnet immer Frauen, von denen er sich leicht kritisiert und infrage gestellt fühlt. Dass sich dadurch ein Teufelskreis bildet, der nach ein paar Jahrzehnten nur schwer zu durchbrechen ist, erscheint einleuchtend. Aber so verständlich es auch sein mag – diese Mechanismen verhelfen nicht wirklich zu einem erfüllten Leben oder zu mehr Lebensqualität.

Was ist also zu tun? Wenn Sie Ähnliches an sich bemerken, dann können Sie sich allein schon zu der Erkenntnis gratulieren. Alles, was bewusst wahrgenommen wird, lässt sich auch verändern oder zumindest variieren. Versuchen Sie darüber hinaus, beides in sich wahrzunehmen: einerseits den Rückzug (wenn es denn einen gibt) und andererseits die Sehnsucht nach Erfüllung. Es geht darum, nur wahrzunehmen, was da ist, und nicht darum, etwas verändern zu wollen. Betrachten Sie sich so, als schauten Sie ein Bild an.

Folgendes geschieht durch das wertfreie Betrachten von dem, was ist: Sie werden mehr Verständnis für sich selbst erleben. Welch ein Unterschied zu vorher! Solange hochsensible Menschen sich der inneren Zusammenhänge nicht bewusst sind, verstehen sie sich selbst auch nicht. Und jemand, der sich selbst nicht versteht, kann sich schwerlich so mitteilen, dass er von anderen verstanden wird. Seien Sie ehrlich zu sich selbst und versuchen Sie, sich nicht zu bewerten. Alles, was in Ihnen ist, ist aus einem guten Grund entstanden. Gleichzeitig ist das aber auch kein Grund dafür, dass es so bleiben muss.

Wenn Sie eine ähnliche Geschichte wie die meiner Klientin haben sollten, dann lade ich Sie dazu ein, sich wieder neu zu entdecken und da anzuknüpfen, wo Sie noch im Einklang mit sich und Ihrer Wahrnehmungsfähigkeit waren. Es gab eine Zeit, in der Sie nicht an sich gezweifelt haben, in der Sie eins mit sich und Ihrem Innenleben waren und in der Sie voller Zuversicht und Selbstvertrauen in das Leben geschaut haben. Selbst wenn diese Zeit noch vor Ihrer bewussten Erinnerung liegen sollte, kann sich

Ihr Körperbewusstsein daran erinnern. Es lohnt sich deshalb, mithilfe einer erfahrenen therapeutischen Begleitung dieses frühe, gesunde Körperbewusstsein wiederzuentdecken und neu im Körper zu integrieren.

Übergroßes Bedürfnis nach Nähe

Das Bedürfnis, verstanden zu werden, kann sich bei manchen Hochsensiblen auch in ein übergroßes Bedürfnis nach Nähe steigern. Mit Anfang bis Mitte zwanzig war es für mich selbstverständlich, mich meinem Partner anzupassen, und zwar so sehr, dass mein Verhalten fast schon der Selbstaufgabe glich. Das war das einzige Verständnis von Liebe, das ich kannte. Eine eigenständige Persönlichkeit zu sein, mit Vorlieben und Abneigungen, Stärken und Schwächen, hätte sich für mich sehr einsam angefühlt. Wenn man in sich selbst wenig Boden spürt, dann kann sich jeder Abstand anfühlen, als befände man sich in einem luftleeren Raum ohne Halt und Richtung. Dass ein gesunder Abstand notwendig ist, um atmen, gleichzeitig sich selbst entfalten und den anderen ansehen zu können, das wurde mir erst viel später klar.

Hinter dem übergroßen Anpassungsbedürfnis verbarg sich ein ebenso übersteigertes Bedürfnis nach Nähe. Heute denke ich, dass dieses übergroße Bedürfnis nach Nähe sehr stark mit meiner Hochsensibililtät zusammenhing. Mittlerweile sind mir viele Hochsensible begegnet, die mir Ähnliches berichtet haben. Speziell denke ich da an eine junge Frau, die für sich betrachtet durchaus in der Lage war, ihr eigenes Leben zu leben. Sie hatte einen guten Beruf, der sie ernährte, viele Freunde, mit denen sie abends und an den Wochenenden etwas unternahm, und genug Geld, um ein- bis zweimal im Jahr in Urlaub fahren zu können.

Darüber hinaus nannte sie eine hübsche Wohnung ihr Eigen. Doch kaum hatte sie einen festen Freund, wandelte sich das Bild. Als wäre in ihr ein Schalter umgelegt worden, änderte sich ihr Verhalten grundlegend. Von einer Sekunde auf die andere verlor sie ihre Eigenständigkeit und ihr Selbstbewusstsein.

Waren die beiden mal getrennt unterwegs, wurde sie von dem zwanghaften Bedürfnis getrieben, alle paar Minuten auf ihr Handy zu schauen. War eine SMS von ihm da, freute sie sich zwar, analysierte aber auch haargenau seine Worte, um schließlich zu dem Schluss zu gelangen, dass seine Nachricht bei näherer Betrachtung doch nicht so liebevoll war, wie sie es sich gewünscht hätte.

War aber keine Nachricht von ihm eingetroffen, verbiss sie sich in den Gedanken, dass er sie nicht mehr liebe, und diese *Gewissheit* verstärkte sich mit jeder zusätzlichen Sekunde, in der er nichts von sich hören ließ. Jeder Moment, in dem sie getrennt waren, löste in ihr das Gefühl des Verlassenseins aus und sie verlor dann buchstäblich den festen Boden unter ihren Füßen.

Letztlich konnte er tun, was er wollte, es ging ihr nur gut, wenn sie beide zusammen waren. Bei so viel *Präsenzpflicht* ergriff irgendwann jeder ihrer Partner die Flucht. Ihr Bedürfnis nach Nähe fand seinen ungesunden Ausdruck in einem starken Kontrollbedürfnis. Kontrolle auszuüben kann die Illusion vermitteln, Sicherheit und Nähe zu erfahren.

5. Der Zeitfaktor und das Ruhebedürfnis

Auch Normalsensible können sehr sensibel sein, aber sie haben eine deutlich breitere Komfortzone, können unter dem Strich doch mehr vertragen, sind nicht so schnell erschöpft und brauchen offenbar auch nicht so viel Raum und Zeit wie Hochsensible, um wieder ins Lot zu kommen oder Dinge zu klären. Und damit sind wir bei einem Begriff, der für hochsensible und hochsensitive Menschen eine große Rolle spielt: die Zeit.

Es braucht Zeit, die vielen Gedanken- und Gefühlsstränge im Inneren zu entwirren, Sandkörner aus dem *Getriebe* zu entfernen und sich Gedanken über Gott und die Welt zu machen. Es braucht auch Zeit, den eigenen beruflichen und privaten Platz zu finden. Hochsensible brauchen Zeit, viel Zeit. Und dieses immense Zeitbedürfnis kollidiert nun täglich mit den Anforderungen der Umwelt. Es scheint für nichts genug Zeit zu geben, weder für die sorgfältige Beantwortung der E-Mails oder der Telefonate, die alle gleich wichtig scheinen, noch für das qualitativ hochwertige Zusammensein mit dem Partner und schon gar nicht für das so nötige Alleinsein.

Dieses Zeitbedürfnis Hochsensibler kann nicht nur für die Betroffenen, sondern auch für Normalsensible ganz schön anstrengend sein. Es ist oft von außen gesehen schwer nachvollziehbar, warum der Partner oder die Partnerin so viel Zeit braucht, um sich auszuruhen, obwohl doch eigentlich nichts Außergewöhnliches passiert ist und es auch keine Häufung von Terminen gab. Dabei ist mir wichtig zu betonen, dass HSP nicht von Natur aus langsamer sind als Nicht-HSP, sondern nur mehr Zeit für die Verarbeitung brauchen. Das ist ein Unterschied.

Über das Zeit- und Ruhebedürfnis reden

Auch in einer Beziehung zwischen zwei Hochsensiblen muss dieser Aspekt nicht unbedingt einfach sein. Zwar haben beide ein erhöhtes Zeit- und Ruhebedürfnis, aber möglicherweise zeigt es sich unterschiedlich und fast sicher zu unterschiedlichen Zeiten. Hier hilft der Austausch darüber sehr.

Vorzugsweise zeigt sich das Zeit- und Ruhebedürfnis dann, wenn die Betroffenen ohnehin in einem angespannten Zustand sind und sich überstimuliert fühlen. Dann auch noch auszusprechen oder sogar möglicherweise zu diskutieren, dass man jetzt Zeit und Ruhe braucht, ist in einem solchen Zustand anstrengend und führt zu noch größerer Gereiztheit. So kommt es, dass man vielleicht nicht ausspricht, man wolle jetzt allein sein, und dass man nach außen hin ruhig bleibt, während es in einem drin *brodelt*. Es scheint leichter zu sein, das Brodeln und die innere Unruhe nicht zu zeigen, als offen auszusprechen, dass man momentan an seinen Grenzen angelangt ist. Scheinbar gibt es in solchen Momenten keine Möglichkeit mehr, um eine echte Begegnung zu suchen. Warum ist das so?

Es ist ein Muster, in welchem hochsensible Menschen beiderlei Geschlechts groß geworden sind. Sie haben meistens schon früh gelernt, ihre innere Spannung und ihre Unruhe zu verstecken oder auch vor sich selbst zu verleugnen. Sie haben vielleicht erfahren, dass ihre Bezugspersonen unwirsch oder verständnislos auf ihre Empfindlichkeiten reagiert haben, und es fühlte sich möglicherweise etwas einfacher an, die Spannungen in sich drin zu tragen und auszuhalten, als sie mit der Umwelt zu teilen.

Dieses frühe Muster kann im Erwachsenenalter immer dann aktiviert werden, wenn die Kontrolle des Körpers nachlässt. Das ist in Zeiten der Anspannung oder auch an einem ganz gewöhnlichen Feierabend der Fall. Dann tun wir das, was wir gelernt haben. Und je früher wir etwas gelernt haben, umso fester verankert sind diese Verhaltensweisen.

Deshalb gilt Folgendes: Nur in einem ausgeruhten Zustand haben Sie Ihre ganze Kompetenz zur Verfügung. Die meisten Hochsensiblen, die sich gerade erst mit ihrer Veranlagung auseinandersetzen, sind der Meinung, nichts gegen die Überstimulation tun zu können. Es geschieht ihnen einfach und sie bemerken oft erst sehr spät, dass sie sich in einem Strudel der Anspannung, Nervosität und Überreiztheit befinden. Die gute Nachricht ist: Sie können einiges dafür tun, damit Ihr Ruhebedürfnis nicht so stark wird, dass Sie nicht mehr wissen, wohin damit. Auch hier gilt der Grundsatz: Möglichst frühzeitig die Signale der Überstimulation wahrnehmen und wenn möglich gegensteuern.

Den Pegel der inneren Anspannung beobachten

In einem meiner Seminare fragte ich die Teilnehmenden, wodurch sie denn merkten, dass sie überstimuliert seien. Die meisten der Anwesenden brauchten eine ganze Weile, um die körperlichen Signale der Überreiztheit beschreiben zu können. Alle wussten, wie sich Überstimulation anfühlt, aber kaum jemand, wie sie im Körper spürbar ist. Nach einer Weile kamen sehr individuelle Antworten. Bei einer Teilnehmerin fühlte es sich an, als würde ihr gesamter Körper innerlich pulsieren, eine andere Frau bemerkte eine Verkrampfung im ganzen Körper, besonders aber im Nacken- und Schulterbereich. Wieder jemand anders nahm einen Tunnelblick bei sich wahr, ein anderer Teilnehmer eine Verhärtung und Anspannung im Kiefer, einen stockenden und flachen Atem und so weiter. Die Liste der möglichen Anzeichen ließe sich beliebig fortsetzen.

Versuchen Sie doch einmal, sich regelmäßig Zeit zu nehmen, damit Sie den Pegel Ihrer inneren Anspannung beobachten können. Beliebt sind dafür sogenannte Skalenabfragen. Sie können sich fragen: »Auf einer Skala von eins bis zehn: Wie angespannt fühle ich mich?« Die Eins steht für kaum oder gar nicht angespannt, die Zehn für extrem angespannt. Fühlen Sie, dass Ihr Wert bei vier oder eher bei sechs oder sogar noch darüber liegt? Wenn Sie Ihren Wert haben, dann fragen Sie sich als Nächstes, wie Sie es denn körperlich wahrnehmen, dass Sie bei einer Vier, Sechs oder mehr sind. Was macht es aus, dass Sie nicht auf einem höheren oder niedrigeren Wert liegen?

Wenn Sie über zwei Wochen diese Skalenabfrage jeden Tag einmal machen, erhalten Sie einen Anhaltspunkt zu Ihrer Grundanspannung. Vielleicht sinkt Ihr Wert nie unter vier, möglicherweise überrascht es Sie aber auch, dass Ihr Wert gar nicht so hoch ist, wie Sie meinten, dafür aber konstant.

Und dann: Was braucht es, um auf Ihrer persönlichen Spannungsskala einen Wert oder auch nur einen halben weiter nach unten zu kommen? Eine Stunde ungestörte Zeit, um ein gutes Buch zu lesen? Einfach nur in die Weite zu sehen und die Augen schweifen zu lassen? Einen Spaziergang? Sport? Oder etwas Gutes kochen? Oftmals sind es scheinbare Kleinigkeiten, die uns aber in einen anderen Zustand versetzen können.

Wir sollten lernen, dass das Leben in Wellen geschieht. Jeder einzelne Tag besteht aus unterschiedlich hohen Wellen von An- und Entspannung. Das ist normal und natürlich. Viele Hochsensible meinen zunächst, dass ihr Leben ausschließlich aus Wellen reiner Anstrengung und Spannung besteht. Bei genauerem Hinsehen bemerken sie dann aber doch, dass es durchaus Momente gibt, in denen sie weniger angespannt und nervös sind, auch wenn sie auf ihrer Stressskala vielleicht nicht den Wert eins erreichen. Es ist oft schon eine Entspannung, sich bewusst zu machen, dass in jeder Minute des Tages etwas geschieht, was anregend oder entspannend auf Ihr Nervensystem wirkt. Durch das bewusste Wahrnehmen des inneren Stresswertes und der eigenen Welle gewinnen Sie langsam, aber stetig die Möglichkeit zu handeln zurück. Und handlungsfähig zu sein, etwas tun zu können, ist die Grundvoraussetzung allen gesunden Lebens.

Unterschiedliche Stresswerte

Bei dem Thema *Überstimulation und eigener innerer Stresswert* kommt mir ein Paar in den Sinn, mit welchem ich ein längeres Gespräch im Hinblick auf dieses Buch führte. Sie ist hochsensibel, er nicht. Eine Situation, die sie mir geschildert haben, ist mir noch lebhaft im Gedächtnis geblieben:

Es ist Weihnachten. Da er ein geselliger Mensch ist und gerne viele Leute um sich hat, finden sich zu Weihnachten regelmäßig rund vierzig Menschen in ihrem Wohnzimmer ein. Man kann sich leicht vorstellen, dass allein schon der Lärmpegel für seine hochsensible Frau nach einer Weile unerträglich wird. Mit den Jahren hat sie etwas gelernt: Sie nimmt sich nun die Freiheit, sich für eine Weile zurückzuziehen, aufs Bett zu legen, die Augen zu schließen, vielleicht etwas zu lesen. Das geht mittlerweile ganz gut.

Schwieriger, als den Raum zu verlassen, ist es für sie aber, wieder zurückzukommen. Die Hürde, den Raum wieder zu betreten, wird mit jeder Minute Abwesenheit größer. Gedanken und Vorstellungen nehmen ihr destruktives Spiel auf und beherrschen ihren Verstand und ihr Gefühl: »Wenn ich die Tür aufmache, dann schauen alle Leute auf mich und ich muss vielleicht erklären, wo ich war und warum ich mich zurückgezogen habe. Ich kann doch schlecht sagen, dass mir hier alles zu viel ist. Dann finde ich vielleicht auch keinen Platz, wo ich mich hinsetzen kann, und stehe unbeholfen herum. Ich könnte versuchen, mich zu Tante Agnes zu setzen, aber vielleicht geht das gar nicht, weil sie gerade mit jemand anderem ins Gespräch vertieft ist. Dann muss ich mich womöglich noch zu Peter stellen. Die Beziehung zu ihm ist, glaube ich, auch nicht mehr so streifenfrei – das letzte Mal, als wir uns gesehen haben, war er doch sehr kurz angebunden.«

Als sie mir das erzählte, meinte ihr normalsensibler Mann lakonisch: »Das kann ich fast nicht nachvollziehen – ich gehe einfach und komme wieder.« Besser lässt sich der Unterschied zwischen hochsensibler und normalsensibler Gedankenwelt und dem inneren Stresswert wohl kaum illustrieren.

Erholung gibt es nicht nur auf dem Sofa!

Ich möchte Ihnen noch eine Beobachtung mitgeben, die mir für das bessere Verständnis von Ruhe und Erholung wichtig scheint: Es ist durchaus nicht so, dass Sie sich unbedingt erholen, wenn Sie auf dem Sofa liegen und nichts tun. Im Gegenteil, oft wird durch körperliche Passivität der innere Wirbelsturm von Gedanken und Gefühlen erst recht angekurbelt und der innere Stresswert steigt noch an.

Mir scheint es so zu sein, dass das hochsensible Nervensystem gerade in den Zeiten, in denen es ruhiger zugeht, mit Verarbeiten beschäftigt ist. So kann es also häufiger vorkommen, dass Hochsensible auf dem Sofa liegen, innerlich aber sehr aufgewühlt sind, sich in Gedankenspiralen verbeißen, sich in Vergangenheits- und Zukunftsszenarien verlieren und dabei die ganze Palette der Gefühlszustände durchlaufen. Das kann so anstrengend sein, als würden die Betroffenen einen Marathonlauf absolvieren. Von außen ist davon meist nichts zu sehen. So ist es für den normalsensiblen Beobachter oftmals schwierig nachzuvollziehen, warum der Partner oder die Partnerin schon wieder so angestrengt und erschöpft ist.

Oftmals ist es daher für Ihr gesamtes Wohlbefinden besser, wenn Sie einer moderaten Bewegungsform nachgehen, zum Beispiel einen kurzen Spaziergang in Ihrer Stadt oder in der Natur machen. Sie können auch einfach Ihre Arme und Beine bewusst wahrnehmen, leichte Entspannungsübungen machen oder die Schultern kreisen lassen.

Wir neigen oftmals dazu, Erholung durch Stillliegen oder -sitzen erreichen zu wollen, und natürlich darf es auch Zeiten geben, in denen es gut ist, die Füße hochzulegen und vor dem Fernseher zu entspannen. Aber probieren Sie es doch auch mal anders aus: Es hat eine ganz andere Qualität, wenn Sie abends den Tag noch einmal innerlich an sich vorbeiziehen lassen und dabei ein paar Schritte tun. Jemand hat einmal gesagt: »Es geht manches, wenn man geht.« So ist es tatsächlich. Und das können Sie wunderbar allein oder zu zweit machen. Für die, die wirklich nicht gern zu Fuß gehen, könnte Fahrrad fahren eine Alternative sein. Wohlgemerkt, es geht hierbei nicht um einen Leistungsanspruch, sondern nur darum, die Qualität von Bewegung, die zur Entspannung führt, kennenzulernen. Überdies hat das Ganze noch einen anderen Effekt: Es ist eine aktive Entscheidung von Ihnen, etwas für Ihren Geist *und* Ihren Körper zu tun, und Sie erleiden nicht passiv die Zustände Ihres hochsensiblen Körpers.

An dieser Stelle ist es deutlich ein Vorteil, dass Sie zu zweit sind: Sie können sich gegenseitig daran erinnern, dass es mal wieder an der Zeit wäre, anders als nur durch Stillliegen in die

Entspannung zu kommen. Wenn man selbst nicht mehr in der Lage ist, sich selbst zu managen, dann kann es der Partner oder die Partnerin tun. Das gilt gleichermaßen für Paare, bei denen beide Partner hochsensibel sind, als auch für Paare, von denen nur einer der beiden hochsensibel ist.

Ich kenne ein junges Pärchen, deren Beziehung unter anderem daran zerbrochen ist, dass sie (hochsensibel) abends nichts mehr unternehmen konnte, weil ihr großes Ruhe- und Verarbeitungsbedürfnis tagsüber zu kurz kam, während er (normalsensibel) abends immer noch unternehmungslustig war und darunter litt, dass sie als Paar nichts mehr unternahmen.

Die gute Nachricht ist jedoch, dass es nicht so weit kommen muss. Ich lade Sie dazu ein, sich gegenseitig Ihr Zeit- und Ruhebedürfnis bewusst zu machen. Sprechen Sie darüber, was in Ihnen vorgeht, wenn Sie anscheinend mit nichts beschäftigt auf dem Sofa liegen. Beobachten Sie sich selbst im Alltag – wie viel Zeit brauchen Sie unbedingt für sich allein? Wie viel Schlaf benötigen Sie, um sich morgens ausgeruht zu fühlen? Probieren Sie unterschiedliche Rhythmen aus: Reichen Ihnen acht Stunden Schlaf wirklich? Oder sollten es eher zehn bis elf sein? Oder wäre eine längere Mittagspause am Tag angebracht? Gönnen Sie sich einen Monat des Experimentierens mit Ihrem Schlafbedürfnis. Dabei geht es natürlich nicht darum, jeden Tag einen vollkommen anderen Rhythmus zu leben, sondern eher die Dinge zu behalten und zu verstärken, die funktionieren, und diejenigen abzuschwächen, die sich als nicht nützlich erweisen.

6. Eine Frage der täglichen Energie

Als Autorin erlebe ich immer wieder, dass meine Gedanken bei einem neuen Buchprojekt nahezu unaufhörlich darum kreisen. Ein Teil meiner Aufmerksamkeit ist ständig damit beschäftigt, Ideen zu sammeln, Beobachtungen zu registrieren und den Inhalt des Buches sozusagen vorzudenken, lange bevor der eigentliche Schreibprozess beginnt.

In der Vorbereitungszeit zu diesem Buch saß ich eines Abends vor dem Fernseher und sah mir eine Reportage mit dem Titel *Die Hundeflüsterin* an. Da ich keinen Hund habe und mich auch sonst wenig dafür interessiere, was in gängigen Fernsehsendungen als Ratschläge zum besseren Umgang mit Kind, Haus und Tier geboten wird, war ich schon versucht, umzuschalten. Aber etwas fesselte meine Aufmerksamkeit: Zum einen die Art und Weise der sogenannten *Hundeflüsterin*, die auf eine sehr einfühlsame, aber trotzdem klare Art an die jeweiligen Fragestellungen heranging, und zum anderen ein Satz, den sie sagte und der mich aufhorchen ließ: »Es ist eine Frage der gleichen Energie. Wenn ein Hund viel Energie hat, dann muss ich ihm mit der gleichen Energie begegnen. Hat er wenig, dann muss ich viel sanfter und langsamer sein, eben auch mit wenig Energie auf ihn zugehen.« Ich hörte diesen Satz, und plötzlich glaubte ich zu verstehen, was die Grundvoraussetzung für eine gelingende Partnerschaft ist: Beide Partner sollten das gleiche Maß an Energie haben.

Unterschiedlich genutzte Energie

Es kommt nicht selten vor, dass sich Partner zusammenfinden, von denen der eine mehr Energie als der andere hat. Das mag am Anfang sehr anziehend sein, scheint es doch so, als ob der Partner oder die Partnerin uns ergänzt und gerade das fehlende Teilchen liefert, das uns ganz macht. Mit der Zeit jedoch wird es immer wichtiger, dass die gegenseitige Energie auf dem gleichen Niveau ist.

Ein Beispiel für unterschiedliche Energie: Da möchte einer der Partner abends und auch am Wochenende etwas unternehmen, sich mit Freunden treffen, Sport machen oder zum Essen einladen, weil er oder sie sich dadurch lebendig und energievoll fühlt, während der oder die andere zu müde oder innerlich zu sehr mit dem beschäftigt ist, was er oder sie am Tag erlebt hat. Am liebsten möchte er oder sie auf dem Sofa vor dem Fernseher abhängen. Derjenige, welcher grundsätzlich mehr Energie hat, erlebt wohl auch solche Tage, an denen er oder sie zu nichts mehr Lust hat, aber in der Summe gesehen kommt das eher selten vor. Bei demjenigen, der weniger Energie zur Verfügung hat, scheint das eher die Regel zu sein.

Hochsensitive und hochsensible Menschen scheinen über weniger Energie zu verfügen als normalsensible Menschen. Ich führe diese Beobachtung darauf zurück, dass Hochsensible mit einem großen Teil ihrer Aufmerksamkeit ständig damit beschäftigt sind, Erlebtes, Gedachtes und Gefühltes zu verarbeiten, was sehr viel Energie braucht und dazu führt, diese nicht mehr für anderes zur Verfügung zu haben. Nach meiner Auffassung haben Hochsensible nicht von Natur aus weniger Energie, sondern sie benutzen sie nur anders. Das sieht dann von außen betrachtet so aus, als hätten sie weniger Kapazitäten. Achten Sie einmal darauf: Wenn Hochsensible ihre ganze Kraft für etwas einsetzen, was ihnen wirklich am Herzen liegt, dann haben sie reichlich davon. Sie sind äußerst belastbar, wenn es darum geht, etwas Sinnvolles zu tun und sich für etwas einzusetzen, was ihnen etwas bedeutet. Natürlich brauchen sie auch dann wie jeder Mensch Ruhepausen und Erholungsphasen. Diese können möglicherweise länger ausfallen als diejenigen normalsensibler Menschen. Die tägliche Energie Hochsensibler scheint geringer zu sein, aber langfristig gesehen setzen sie ihre Energie für das ein, was sie für sinnvoll halten. Und das mag nun einmal nicht der Sport oder der Kinoabend sein.

Energie für den Ernstfall

Manchmal scheinen HSP ihre Energie sogar für den Ernstfall aufzusparen. Und tatsächlich: In einer Krise wissen hochsensible Menschen oft sehr gut, was zu tun ist, sind zielgerichtet, lösungsorientiert und kraftvoll. Ich erinnere mich an eine Geschichte, die mir ein nicht-hochsensibler Mann erzählte: Als sein Kind einen Unfall hatte, stand er fassungslos und wie erstarrt da, während seine hochsensible Frau, die ansonsten immer wenig belastbar schien, genau wusste, was zu tun war, alles organisierte, umsichtig und überlegt handelte und sich auch noch um ihren Mann kümmerte. Geschichten ähnlicher Art kenne ich viele, und ich führe dieses Phänomen darauf zurück, dass die Krisen im Kopf für Hochsensible *normal* sind und dass sie durch die täglichen Sorgenszenarien und Gedankenspiralen in ihren Köpfen bestens für den Notfall gerüstet sind.

Ist die Krise überstanden, kann man allerdings auch vielfach beobachten, dass Hochsensible danach zusammenbrechen und lange brauchen, um sich von der Anstrengung zu erholen. Sie können ungeahnte Energiereserven mobilisieren, aber dann genauso schnell in die totale Erschöpfung fallen. Schmale Komfortzone, Überstimulation und langes Nachhallen wirken zusammen und fordern ihren Tribut.

Aber dennoch: Unterschätzen Sie das Krisenmanagement Hochsensibler nicht. HSP sind es meistens gewohnt, ihre täglichen Krisen zu meistern, und sie sind sehr geübt darin. Davon können auch normalsensible Partner profitieren.

Vielleicht waren Sie auch schon manchmal davon überrascht, dass Ihr hochsensibler Partner oder Ihre hochsensible Partnerin, wenn es wirklich darauf ankam, Kräfte mobilisiert hat, die Sie ihm oder ihr gar nicht zugetraut hätten.

Also: Sollten Sie beide rein äußerlich über ein unterschiedliches Niveau von Energie verfügen, dann machen Sie sich bitte bewusst, dass Ihrer beider Energie möglicherweise nur unterschiedlich gelagert ist.

Ein etwa gleiches Maß

Wenn Sie über das in etwa gleiche Maß an Energie verfügen, dann kann sich das im Alltag etwas einfacher anfühlen. Da drängt Sie niemand, abends noch joggen zu gehen oder sich den neuen Kinofilm anzusehen, das neue angesagte Restaurant auszuprobieren oder doch wieder einmal die Nachbarn einzuladen. Andererseits neigen Sie beide dann vielleicht auch dazu, sich in Ihrem Kokon einzunisten und ein wenig zu vereinsamen, da es unter Umständen Wochen dauern kann, bis Sie wieder einmal außerhalb Ihrer Arbeit Kontakt zu anderen Menschen haben.

7. Die Kunst der langsamen Veränderung

Ratgeber und Ratschläge – eine Herausforderung für Hochsensible

Es ist meine Überzeugung, dass vor allem die Dinge, die uns nicht bewusst sind, eine destruktive Kraft entwickeln. Sobald aber die Themen ins Bewusstsein geholt werden, verlieren sie ihre zerstörerische Macht und können dazu benutzt werden, gute und stimmige Lösungen zu erarbeiten. Und diese liegen oft jenseits der gängigen Tipps und müssen individuell gefunden werden, wenn sie denn nachhaltig sein sollen. Rezeptsammlungen können durchaus manchmal eine Hilfe sein, sie liefern möglicherweise auch Ideen für Experimente. Vielleicht geht es Ihnen aber beim Lesen von manchen Ratgebern wie mir: Ich werde bereits durch den Ton, der sich zwischen den Zeilen dem Leser oder der Leserin mitteilt, abgelenkt.

Hochsensible reagieren nach meiner Beobachtung häufig gereizt auf Ratschläge, sei es aus Büchern oder von ihrem Partner oder ihrer Partnerin. Das hängt vermutlich damit zusammen, dass sie oft schon innere Szenarien entwerfen und an vieles selbst gedacht haben, bevor sie ihre Gedanken anderen mitteilen. Sie empfinden Ratschläge manchmal als anmaßend und fühlen sich nicht in ihrer Komplexität verstanden.

Dabei ist nichts, was in Ratgebern steht, grundsätzlich falsch. Dennoch fehlt oft eine gewisse Verständnisebene, die gerade für Hochsensible wichtig ist. Für HSP braucht es eine sorgfältige und differenzierte Betrachtung, damit sie Dinge wirklich annehmen können. Meistens haben sie viel zu lange ein tiefes Verständnis anderer für ihre Wesensart vermisst, um auch noch aus Büchern zu erfahren, was sie tun müssten, damit es ihnen besser geht. Viele Bücher aus dem Bereich Lebensberatung vermitteln den Eindruck, als wäre alles im Leben lösbar. Es bräuchte lediglich die richtige Einstellung und den nötigen Willen, und schon könnte man mit den präsentierten Hilfestellungen sein Leben glücklich und zufriedenstellend gestalten. Ich denke, dass wir vieles in der Hand haben und nie müde werden sollten, das Beste aus uns herauszuholen, doch es ist eine tiefe Wahrheit, nicht alles im Leben beeinflussen zu können.

Wann immer Hochsensiblen Ratschläge begegnen, spüren sie meistens recht genau, ob sie zu ihnen passen und ehrlich gemeint sind. Leider lassen sie sich oft von ihrem eigenen unwohlen Gefühl ablenken und sich zu etwas überreden. Das führt dann manchmal zu der Einstellung: »Ich habe schon alles versucht, nichts hat genützt.«

Ich habe bei meiner Arbeit die Erfahrung gemacht, dass Strategien und Methoden zum Stressabbau und dem so wichtigen *Zur-Ruhe-Kommen* bei den meisten Hochsensiblen ein Unwohlsein hervorrufen und nicht wirklich nützen. Ich glaube, dass das an verschiedenen Dingen liegt: Zum einen sind viele hochsensible und hochsensitive Menschen in ihrem Leben schon zu oft mit gut gemeinten Ratschlägen bedient worden, wie zum Beispiel: »Du musst einfach wollen, dann geht das schon«, »Du musst es einfach versuchen, dann klappt das auch. Du stellst bestimmt fest, dass du das kannst, wenn du es einfach machst«, bis hin zum berühmten Satz: »Reiß dich einfach zusammen. Das bildest du dir nur ein.« Erfahrungen mit Sätzen dieser oder ähnlicher Art lassen die Betroffenen oftmals recht misstrauisch gegenüber Menschen, auch Fachleuten, werden, die scheinbar so gut wissen, was zu tun wäre.

In langfristigen Partnerschaften und Ehen kann das ebenfalls geschehen. Manchmal sind es vor allem die normalsensiblen

Partner, die aus dem Bedürfnis heraus zu helfen gut gemeinte Tipps und Ratschläge verteilen. Dabei wäre es meiner Ansicht nach oft nur wichtig, für den anderen da zu sein, ihm zuzuhören und darauf zu vertrauen, dass sich durch die innere Erlaubnis Anspannungen und krisenhafte Zustände verändern können. Innere Erlaubnis heißt, sich selbst zu gestatten, dass Anspannung sein darf. Allzu oft neigen Menschen dazu, einen ungemütlichen Zustand schnell beheben und *wegmachen* zu wollen. Dabei versuchen sie nicht, den Sinn dahinter zu verstehen. Grundsätzlich nehme ich an, dass alles, was wir empfinden, einen Sinn hat, den es zu ergründen gilt. Sich eine Erlaubnis auszusprechen bedeutet, das da sein zu lassen, was ist. Es scheint oft so zu sein, als ob es nicht sein dürfte, dass ein Mensch nervös und angespannt ist. Zu stark sind unsere Vorstellungen von dem, wie ein Mensch zu sein hat. Wir empfinden zwar alle Stress, tun aber so, als hätten wir keinen. Sobald wir uns aber innerlich erlauben, Stress und Anspannung zuzulassen, löst sich bereits ein Teil dieser unangenehmen Gefühle, und es wird spürbar ein innerer Raum für mehr Ruhe frei.

Hier ist der normalsensible Partner besonders gefragt. Normalsensible schaffen es mitunter gut, jemanden von seinem Stresslevel *herunterzuholen*, Anspannung zu entschärfen und die Aufmerksamkeit auf etwas Positives zu lenken. Voraussetzung dafür ist, dass sie nicht zu schnell mit Ratschlägen bei der Hand sind, sondern dem anderen Zeit lassen, selbst zu innerer Ruhe zu finden. Wie schon erwähnt, genügt dafür oft einfach das Dasein ohne viele Worte.

Ich denke auch, dass die meisten Hochsensiblen ein seismografisches Gespür dafür haben, was ihnen nützt. Sie wissen oft ganz genau, dass sie ihre Lösungen in sich selbst finden müssen und nicht von außen bekommen können. Für eine Partnerschaft ist in diesem Fall wichtig, dass beide sich über das Thema *Ratschläge* geben austauschen und so das Konfliktpotenzial möglichst gering halten.

Sich nicht selbst überfordern

Sie finden zwar auch in diesem Buch konkrete Tipps, wie Sie Ihr Leben und Ihre Beziehung hochsensiblengerecht gestalten können, aber ebenso wichtig scheint es mir, dass Sie die komplexen Mechanismen kennenlernen, die ein hochsensibles Leben ausmachen. Mit diesem Wissen sind Sie dann in der Lage, Ihren eigenen Weg durch die Wellen jedes Tages und des Lebens im Allgemeinen zu gehen. Mit anderen Worten: Sie werden dazu ermächtigt, Handelnder und Handelnde zu sein.

Dabei mag es eine Zeit des Suchens und des Experimentierens geben. Es ist meines Erachtens wichtig, nicht zu viel zu versuchen, sondern immer nur ein oder zwei Sachen gleichzeitig zu verändern und diesen Dingen Zeit und Raum zur Entfaltung zu geben. Wenn Sie Ihren Stresspegel beobachten wollen, dann sollten Sie das mindestens einen Monat lang versuchen. Dabei können Sie noch Erfahrungen mit kleinen Spaziergängen machen. Hochsensible erleben oft eine Überforderung, weil die Anforderungen schnell und heftig erfolgen. Das sollten Sie sich selbst nicht auch noch antun. Also langsam mit den Veränderungen! Gleichzeitig die Ernährung umzustellen, einen neuen Sportkurs zu besuchen, Ihren Stresslevel auf höchstens drei halten zu wollen und dazu noch Ihre Arbeit und den Haushalt gut zu machen, ist einfach zu viel. Überfordern Sie sich nicht, sondern lernen Sie die Qualität von einzelnen Veränderungen kennen und schätzen. Ihr hochsensibles Nervensystem wird es Ihnen danken.

Gerade diejenigen Hochsensiblen, die schnell Zusammenhänge begreifen, Querverbindungen zwischen verschiedenen Sachverhalten sehen und über ein vernetztes Denken verfügen, leiden oft an der Diskrepanz zwischen dem, was sie schon *wissen*, und dem, was sie zur Langsamkeit zwingt, zum Beispiel die körperliche Erschöpfung oder das Ruhebedürfnis.

Während ich das schreibe, fällt mir ein Paar ein, das bereits seit über dreißig Jahren verheiratet ist. Sie ist hochsensibel, er nicht. Wir führten ein zweistündiges, sehr angenehmes Gespräch und beide beeindruckten mich mit ihrer Art, im Leben zu stehen. An ihr fiel sofort die außerordentliche Differenziertheit auf und das Bemühen, sämtliche Regungen ihrer Seele und/oder ihres Körpers in Worte zu fassen und die Qualität des Gespräches zu vertiefen. Er zeigte eine große Bodenständigkeit, eine praktische Veranlagung und überdies eine sehr hohe Loyalität zu seiner Frau und Stolz auf das, was er im Leben erreicht hatte. Aber er konnte absolut nicht nachvollziehen, dass sie sich so viele Gedanken über Dinge machte, die für ihn einfach kein Thema waren. Im Laufe der Zeit gelang es ihnen besser, mit ihrer Verschiedenheit umzugehen. Und das zeigte sich in scheinbar ganz kleinen Dingen: eine kleine verständnisvolle Geste hier, ein Wort da … Sie versuchten nicht, die jeweils andere Welt dem anderen *überzustülpen*« sondern lernten, in ihrer eigenen zu bleiben und sich dabei jeweils zu *besuchen*. Das ging nur langsam vonstatten.

Es lohnt sich tatsächlich, nicht so schnell aufzugeben, sondern notfalls tief Luft zu holen und wieder zur Ruhe zu kommen.

Der Alltag – eine Riesenwelle?

In einer Zeit, in der Hektik, Schnelligkeit und Termindruck als normal gelten, ist der Schrei nach Möglichkeiten, schnell *abzuschalten und herunterzufahren*, verständlich. Dabei wird meiner Meinung nach oft übersehen, dass es sich um regelrechte Notfallprogramme handelt, die aber im Grunde genommen, so hilfreich sie auch im Augenblick sein können, langfristig nicht weiterhelfen und stattdessen das vorherrschende System stützen. Da werden Kurse zur Entspannung besucht, auf Berge geklettert, Retraiten in Klöstern gebucht, Ferien zum Malen in der Toskana absolviert und ähnliche Dinge mehr. Man entspannt sich, kommt mehr zu sich selber, entdeckt neu seine Lebensfreude und Kreativität, um nach zwei oder drei Wochen wieder in das alte Schema zurückzukommen. Ich habe vielfach beobachtet, dass gerade hochsensible und hochsensitive Menschen dankbar nach Strohhalmen aller Art greifen, weil sie tief im Inneren der Überzeugung sind, dass sie sich bereit und fähig machen müssen, um in der Welt, so wie sie sich präsentiert, bestehen zu können. Sie benutzen diese Angebote, um sich zu regenerieren, aber letztlich sind sie in wenigen Monaten wieder sehr urlaubsreif. Da wird dann von Wochenende zu Wochenende oder von Urlaub zu Urlaub gelebt. Schon viele Kinder rechnen sich aus, wie lange es noch bis zu den nächsten Ferien ist. Der normale Alltag ist für sie eine Riesenwelle, die sie irgendwie überstehen müssen, damit sie in den Ferien tun können, was sie wollen, und zur Ruhe kommen.

Es wäre doch eine ganz andere Vorstellung, gar nicht so stark zwischen Alltag und Ferien oder Freizeit zu unterscheiden, sondern sich Ferien- und Freizeitmomente in den Alltag hineinzuholen. Erinnern Sie sich: Jeder Tag ist eine Welle, und Sie haben die Wahl, ob diese Welle sich wie ein Tsunami anfühlt oder eher wie eine Welle, die man beim Surfen braucht. Um auf Ihren Wellen zu surfen, benötigen Sie aber Werkzeug, zumindest ein Surfbrett. Und das gilt für beide Partner. Die gute Nachricht: Es gibt Werkzeuge für alle Arten von Wellen.

Wie Sie mit den Wellen umgehen können

Wenn die Wellen über Ihnen zusammenzuschlagen drohen, braucht es konkrete und nützliche Sofortmaßnahmen. Wenn Sie, um in diesem Bild zu bleiben, den Meeresgrund erforschen und ergründen wollen, warum diese Wellen entstehen, dann benötigen Sie eine besondere Ausrüstung und vielleicht Unterstützung von jemandem, der sich mit den Untiefen auskennt. Wenn Sie aber nicht diesen Wunsch haben, sondern eher ein wenig unter der Wasseroberfläche schnorcheln wollen, dann genügen einfachere Maßnahmen.

Zunächst ist es für Sie wichtig herauszufinden, was Sie denn eigentlich möchten. Nehmen Sie sich etwas Zeit, um darüber nachzudenken. Mitunter braucht es erst einmal einige Sofortmaßnahmen, damit Sie überhaupt in tiefere Schichten eintauchen können. Was sinnvoll ist, hängt mit Ihrem Leben und Ihrer einzigartigen Geschichte zusammen.

Ich möchte Sie gerne darin unterstützen, für sich herauszufinden, was sich sinnvoll anfühlt. Darum hier zunächst einmal ein Überblick, in welchem Stadium Sie sich befinden können:

1. *Der Notfall:* Wenn gerade alles über einem zusammenschlägt, das Chaos herrscht und körperlich und seelisch wirklich *Not am Mann oder der Frau* ist, dann benötigen die

Betroffenen Werkzeuge, um schnell und effizient in einen anderen Zustand zu kommen. Ebenso können Werkzeuge für den Notfall vor einem Vorstellungsgespräch, einem wichtigen Meeting oder einem Familienfest sehr nützlich sein.

2. *Kurz- bis mittelfristig:* Hier geht es um die Bewältigung des Alltags, die Entschärfung von alltäglichen Stresssituationen, die tägliche Regulation und Kommunikation miteinander. Um den Alltag ihrer Veranlagung entsprechend zu gestalten, benötigen die Betroffenen viel Hintergrundwissen, eine gewisse Experimentierfreude und Strategien, tägliche Klippen zu erkennen und zu umschiffen.
3. *Langfristig:* Die Betroffenen erkennen sich selbst und lösen die Knöpfe, die vielleicht durch Traumata oder andere Verletzungen entstanden sind. Sie lernen sich neu kennen, entwickeln ihre innere Weisheit und die Fähigkeit, Distanz zu den eigenen Emotionen einzunehmen.

Ich möchte Sie gern dabei begleiten, Werkzeuge, Strategien und Fähigkeiten zu entdecken, zu entwickeln und zu fördern. Meine Hoffnung ist, Ihnen damit die nötige Orientierung zu verschaffen, sodass Sie in Ihrem Leben mehr Klarheit und Sicherheit erlangen – nicht nur in Ihrer Partnerschaft, sondern möglichst in allen Bereichen des Lebens.

Von den folgenden Werkzeugen haben Sie einige bereits kennengelernt, andere werden Sie in den weiteren Kapiteln noch besser kennenlernen:

- *Wissen aneignen:* Damit Sie mit den Themen Ihres Lebens sorgsam und lebensfreundlich umgehen können, hilft es zunächst sehr, sich Wissen anzueignen. Sie legen einen wesentlichen Grundstein Ihrer persönlichen Entwicklung, wenn Sie sich mit einem Thema wie der Hochsensibilität beschäftigen, Bücher dazu lesen, Websites studieren und sich mit anderen darüber austauschen. Sobald Sie mehr wissen, kann es auch gelingen, das Ganze mit etwas mehr Distanz zu betrachten. Wissen ordnet, klärt und bringt Entlastung und Erleichterung. Es ist sowohl für den Notfall als auch für den mittel-und langfristigen Bedarf geeignet.

- *Beobachtung:* Die Fähigkeit zur Beobachtung kann geschult werden. Jemand, der in der Lage ist, sich selbst zu beobachten und sozusagen ein wenig Distanz zu sich selbst einzunehmen, kann auch herausfinden, ob ein Verhalten mehr oder weniger sinnvoll ist, und er kann sich selbst ein wohlwollender Coach sein. Ich habe Sie in diesem Buch bereits mehrfach eingeladen, sich zu beobachten. Durch die wertfreie Beobachtung (nicht das Schimpfen auf sich selbst, das viele HSP praktizieren, wenn sie etwas an sich feststellen, was ihnen nicht gefällt) lernen Sie, wohlwollender sich selbst gegenüber zu sein. Das Beobachten ist die Grundlage für alle weiteren Maßnahmen, ob sie dem Notfall, der Mittelfristigkeit oder den langfristigen Perspektiven dienen.
- *Notizbuch anlegen:* Sich Dinge zu notieren, hat verschiedene positive Effekte. Damit Sie etwas aufschreiben können, müssen Sie die Gedanken ordnen. Bis ein Gedanke durch den Arm in die Hand und von dort in den Stift gelangt und sich dann Buchstaben auf dem Papier bilden können, geschehen eine Reihe von ordnenden Mechanismen im Körper und im Geist. Dadurch wird dem inneren Chaos entgegengewirkt. Ein weiterer Effekt ist, dass Sie das Geschriebene immer wieder nachlesen können. Auf diese

Weise erleben Sie Ihre Entwicklung noch einmal nach. Es ist durchaus interessant, wenn Sie in fünf Jahren die Notizen von heute noch einmal hervorholen und bemerken, dass Sie bereits an einem ganz anderen Punkt stehen oder dass es immer noch Themen gibt, die Sie beschäftigen, aber vielleicht in etwas anderer Weise. Außerdem gewinnen Sie Zeit, wenn Sie handschriftliche Notizen machen, und Zeit ist für HSP etwas sehr Wichtiges, wie ich in Kapitel II.5 gezeigt habe. Dieses Werkzeug kann mittel- und langfristig zum Einsatz kommen.

- *Eigene Mechanismen erkennen:* Ob es sich um Ihr Zeit- und Ruhebedürfnis handelt, Ihre körperlichen Reaktionen auf Überstimulation, Ihre Lebenserfahrungen als hochsensibler oder normalsensibler Mensch, Ihre Haltung zu sich als Mann oder Frau – wenn Sie Ihren Mechanismen auf die Spur kommen und die Verbindungen zwischen Ihrem Handeln und Ihren früheren Erfahrungen herstellen können, geschieht wieder eine Ordnung. Sie erkennen die Logik, die in Ihrem Leben liegt, und sind danach besser in der Lage zu entscheiden, was denn in Ihrem Leben bleiben soll und was Sie lieber ergänzen oder ersetzen möchten. Sie können natürlich sofort damit beginnen, Ihre Muster zu erkennen, aber letztlich handelt es sich hierbei um eine langfristige Maßnahme, denn Sie werden Zeit brauchen, neue Muster in die Tat umzusetzen.
- *Körperübungen:* Obwohl ich Ihnen bisher noch keine körperlichen Übungen vorgestellt habe (außer die bewusste Atmung ganz am Anfang und das Wahrnehmen der Körperempfindungen), möchte ich bereits hier auf deren Wichtigkeit hinweisen. Bewusst mit dem Körper zu arbeiten, bringt Sie wieder ins Hier und Jetzt und zu sich selbst

zurück. Der Körper ist ein wichtiges Instrument, um sich zu zentrieren und sich wieder einmal an sich selbst zu erinnern, vor allem in Situationen, in denen Sie sich zu verlieren drohen. Deshalb sind Körperübungen auch als direkte Notfallhilfe sehr geeignet.

Auch wenn Sie sich möglicherweise beim Lesen dieser Vorschläge angeregt fühlen, das eine oder andere gleich auszuprobieren, möchte ich Sie daran erinnern, dass nichts sofort umgesetzt werden muss. Auch das gesteigerte Bewusstsein für die Zusammenhänge genügt bereits, um einen Entwicklungsschritt zu tun. Nachhaltigkeit ist die Kunst der langsamen Veränderung. Überprüfen Sie stets, was wirklich zu Ihnen passt. Dafür wird noch eine andere Eigenschaft benötigt, die oftmals einfach als gegeben oder nicht vorhanden eingestuft wird: die Fähigkeit zur Geduld.

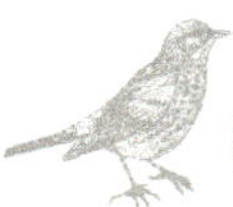

8. Geduld mit sich und anderen entwickeln

Vom Rhythmus der Wellen und unterschiedlichen Tempi

Was bedeutet es, Geduld zu haben? Manchmal wird *geduldig sein* mit *alles ertragen* oder *aushalten, was auch passiert* gleichgesetzt. Das ist es für mich nicht. Eher im Gegenteil. Geduld zu haben bedeutet für mich: Ich gehe sorgfältig mit den momentanen Anforderungen an mich um, ich erkenne, wie es mir geht, und ich betrachte, wie es dem anderen geht. Geduld haben heißt auch, dass ich in mir ein größeres Potenzial wahrnehme, welches im Moment vielleicht noch nicht zur Entfaltung kommt, aber zu dessen Verwirklichung ich Schritte unternehme. Wenn ich geduldig bin, dann schaue ich mir die Wellen des Tages an und nehme sie als das, was sie sind: Wellen. Auf- und absteigend, immer wieder auf- und absteigend. Wenn ich im Rhythmus der Wellen mitschwingen möchte, brauche ich Geduld, denn es gibt nichts, was ich beschleunigen oder verlangsamen könnte, außer mich selbst.

Mir scheint das eine tiefe Wahrheit zu sein: Wir können nichts schneller oder langsamer machen, vor allem andere Menschen nicht. Wie oft ertappt man sich doch bei dem Gedanken: »Wenn er oder sie nur das oder jenes täte, dann wäre alles viel einfacher.« Man fixiert sich auf den Gedanken, dass nur der andere gefordert ist, etwas an seinem Verhalten zu ändern.

Ich denke, dass jeder Mensch in seinem Leben auf seiner persönlichen Welle unterwegs ist, und wenn man Glück hat, begegnen sich zwei Wellen im gleichen Rhythmus. Das ist aber nicht selbstverständlich, und die Regel dürfte eher sein, dass sich die Wellen zweier Partner in verschiedenem Tempo und verschiedener Ausprägung durch das Meer bewegen. Manchmal ist die eine schneller, und dann wieder scheint die andere überholen zu wollen. Ein Miteinander ist niemals statisch, sondern immer dynamisch, und es braucht ein gewisses Maß an Geduld von beiden Partnern, die unterschiedlichen Tempi zu akzeptieren.

Ungeduld und Kompromisslosigkeit

Beziehung braucht Geduld. Das ist sicher etwas, was für alle Partnerschaften gilt, ob hochsensibel oder nicht. Jedoch fehlt es scheinbar gerade Hochsensiblen oft an der nötigen Geduld und

Ausdauer, um eine Partnerschaft langfristig als Entwicklung zu sehen. Möglicherweise hängt das mit den hohen Ansprüchen zusammen (vgl. Kapitel II.10). Im Kopf sind sie oftmals schon zehn Schritte weiter als mit ihrem Gefühl. Sie haben vielfach eine genaue Vorstellung davon, was sie brauchen oder möchten und was nicht. Allerdings dringt diese Vorstellung oftmals nicht nach außen, sondern wird sozusagen im stillen Kämmerlein – in Gedanken und in der Seele – bewegt und genährt, was dazu führen kann, dass die Realität ihren Vorstellungen nicht standhalten kann. Hochsensible Menschen sind meiner Erfahrung nach häufig sehr kompromisslos, und ich denke, dass diese fast schon ein wenig gnadenlose Haltung leicht für Konflikte verantwortlich ist oder sogar zum Scheitern von Ehen beitragen kann. Da wird der Partner oder die Partnerin mit Argusaugen beobachtet, jede Mimikfalte wird analysiert, jeder Rückzug wird als Liebesentzug gewertet und jede Stimmungsschwankung stellt gleich die ganze Beziehung infrage.

Die Komfortzone erweitern

Es scheint so zu sein, dass sehr viele hochsensitive und hochsensible Menschen sich in einem sehr eingeschränkten Raum bewegen: der schmalen Komfortzone (vgl. Kapitel I.5). Sollten Sie dies auch bei sich feststellen, dann habe ich eine gute Nachricht für Sie: Sie können lernen, diesen schmalen Bereich zu erweitern – achtsam, langsam und mit Sorgfalt. Für ein sorgfältiges Umgehen mit sich und mit anderen braucht es ebenfalls Zeit und Geduld.

Versuchen Sie deshalb, wenn möglich jeden Tag ein paar Minuten für das sorgfältige Hinspüren zu dem, was gerade in Ihrem Körper, in Ihrem Geist und in Ihrem Herzen geschieht, einzubauen. Sie lernen dadurch, sich selbst wertfrei anzunehmen, und Sie haben so auch mehr Achtsamkeit und Sorgfalt für Ihre Partnerschaft übrig. Geben Sie nicht auf, wenn es nicht gleich gelingt. Zunächst ist es vielleicht nur einmal wichtig, sich selbst diese Zeit zum Geschenk zu machen und zu merken, wie es sich anfühlt, dieses Geschenk zu bekommen.

Ich kenne viele hochsensible und hochsensitive Menschen, die es sich in ihrer schmalen Komfortzone häuslich eingerichtet haben und sich nur noch in dem Bereich zu bewegen versuchen, in dem sie sich wohlfühlen. So verständlich das auch ist, die Gefahr dabei ist ein wenig, dass dadurch die Komfortzone immer schmaler wird. Beispielsweise kann es sein, dass Sie es immer schon vermieden haben, Menschenansammlungen aufzusuchen, sei es auf Partys, Konzerten, Rummelplätzen oder Demonstrationen. Vermeiden Sie aber zu hundert Prozent solche Veranstaltungen, wird Ihnen nach einiger Zeit vielleicht sogar schon ein Treffen von mehr als zehn Personen zu viel. Lieben Sie ruhige Abende vor dem Fernseher, weil Sie dann endlich mal alleine sind und zur Ruhe kommen können, wird Ihnen vielleicht mit der Zeit jede Einladung, auch von guten Freunden, zu viel sein. Soziale Isolation ist die Folge. Um dem vorzubeugen und Ihre Komfortzone zu erweitern, schlage ich Ihnen vor, sich ab und zu in Situationen zu begeben, die nicht so ganz einfach für Sie sind. Ich bin der Meinung, dass es sich lohnt, nach und nach seine Komfortzone zu erweitern, und ich würde Sie gerne dazu ermutigen. Nur wer sich an seine Grenzen anlehnt, kann sie auch langsam ausdehnen. Dabei geht es nicht um eine Gewaltprozedur, sondern um ein sanftes Kennenlernen der eigenen Komfortzone. Nichts muss so bleiben, wie es ist. Erleben Sie, dass es auch stolz machen kann, etwas gemeistert zu haben, was eigentlich außerhalb Ihrer Komfortzone liegt.

9. Von Autobahnen und anderen Straßen – der Umgang mit (neuen) Verhaltensmustern

Notwendige Kontrollen und Reparaturen

Sehr oft erlebe ich, dass hochsensible Menschen in ihrer Verzweiflung, der täglichen Überreizung ausgeliefert zu sein, händeringend nach *der* Methode, nach *dem* Werkzeug suchen, das sie ein für alle Mal von dem Zwang, wahrnehmen zu *müssen*, erlösen würde. Bei vielen HSP habe ich beobachtet, dass es dieses Wundermittel nicht zu geben scheint und dass die Betroffenen sich oft nach kurzer Zeit wieder in ihrem alten Schema bewegen. Nur selten schien es zu gelingen, dass jemand tatsächlich nachhaltig imstande war, sein oder ihr Verhalten anzupassen, neue Reaktionsweisen in sein oder ihr Leben einzuladen und sie dauerhaft zu integrieren.

Das ist ja auch verständlich, wenn man sich bewusst macht, dass eingefahrene Muster im Gehirn so etwas wie eine achtspurige Autobahn darstellen, auf der man unterwegs ist, sobald ein entsprechender Reiz eintrifft. Die Autofahrer unter Ihnen wissen es: Wenn man sich auf der linken Spur befindet – oder auf der zweiten oder dritten von links – und man die nächste Ausfahrt nehmen möchte (oder muss), die rechte Spur aber voll von Lkws ist, dann braucht es schon einiges an Geschick und an Aufmerksamkeit, um sich dazwischenzuquetschen und die Abzweigung nehmen zu können.

So verhält es sich auch in unserem Gehirn. Wenn wir etwas Neues lernen, dann müssen wir entsprechende Erfahrungen machen – wir müssen *erleben,* dass es nützt. Theoretische Erklärungen dienen dem Verstand. Es ist natürlich auch wichtig, dass wir verstehen, was passiert, aber zur Integration von neuen Verhaltensmustern reicht das nicht. Deshalb gibt es praktische und theoretische Fahrprüfungen – egal, ob es darum geht, den Autoführerschein zu erwerben, oder die Fähigkeit, sich selbst zu steuern.

Auch bei Autobahnen kann man es beobachten: Soll eine Spur erweitert oder eine neue Ausfahrt gebaut werden, wird zunächst einmal großräumig abgesperrt, um den fließenden Verkehr und die Bauarbeiter nicht zu gefährden. Danach wird schweres Gerät herangeschafft: Bagger, Planierraupen, Teermaschinen und einiges andere. Dieser scheinbaren Unordnung liegt ein Plan zugrunde; alles hat seinen bestimmten Ablauf und wird Schritt für Schritt umgesetzt. Die Teermaschinen kommen sicher nicht vor den Baggern zum Einsatz.

So ist es auch bei dem Selbstmanagement. Zunächst braucht es einen Plan: Wollen Sie eine ganz neue Autobahn bauen oder lediglich die alte reparieren? Wollen Sie ein neues Muster lernen oder ein bereits vorhandenes anders gewichten? Beide Vorhaben brauchen andere Vorgehensweisen.

Meine Erfahrung ist, dass Menschen – im Bild gesprochen – im Grunde gerne eine schöne neue Autobahn hätten, aber, wie im realen Leben, möglichst wenig Aufwand dafür betreiben möchten. Am Ende wundern sie sich dann, wenn sie auf Straßen mit häufig geflicktem Pflaster unterwegs sind und es dadurch noch mehr holperige Stellen gibt, die ihren Fahrstil behindern.

Es gibt aber auch, um in diesem Bild zu bleiben, mitunter Verwirrungen. Dinge, die einen vom Weg abbringen. Man hat sich verfahren, und falls man kein modernes Navigationsgerät installiert hat, ist man auf Karten und seinen eigenen Orientierungssinn angewiesen. Und dieses, sozusagen in Ihrem Organismus eingebaute, *Navi* sagt Ihnen vielleicht schon eine ganze Weile, dass Sie falsch unterwegs sind und es irgendwo einen Weg geben muss, der sich *richtiger*, stimmiger anfühlen sollte. Dann sind Sie womöglich auf einer *falschen* Autobahn unterwegs. Diese *Autobahn* hat irgendwo in Ihrer persönlichen Geschichte ihren Ursprung. Irgendwann einmal haben Sie in Ihrem Inneren (Gehirn, Nervensystem, Seele) diese Autobahn gebaut. Damals war sie bestimmt wichtig, vielleicht sogar überlebenswichtig für Sie, und diese Funktion kann man ja auch durchaus würdigen. Auch nicht mehr funktionstüchtige Autobahnen werden nicht einfach abgerissen, sondern vielleicht in Nebenstraßen umfunktioniert oder eben zu modernen Straßen aufgerüstet.

Ich möchte dieses Bild nicht überstrapazieren, aber mir scheint doch, dass Hochsensible sehr oft auf alten, nicht mehr passenden Autobahnen unterwegs sind. Damit Hochsensible tatsächlich neue Straßen bauen können, bedarf es aber einer nachhaltigeren Intervention, als es Atemtechniken und Meditationen bieten können. (Natürlich sind diese Techniken punktuell sinnvoll, wirken aber meines Erachtens nur zeitweise und im Sinne eines Notfallrepertoires.) Deshalb an dieser Stelle wieder eine Einladung an Sie: Betrachten Sie in Ihrer nächsten geschenkten Zeit an Sie selbst diejenigen Dinge, die in Ihrem Leben wie achtspurige Autobahnen sind. Dazu gehören zum Beispiel Glaubenssätze, Verhaltensmuster, wiederkehrende Gedanken oder auch bekannte Körpersymptome. Merken Sie, wie viele breite Straßen Sie in Ihrem Inneren haben? Welche Straßen müssten erneuert werden?

Neubau einer Straße

Nun stellen Sie sich vor, dass Sie eine neue Straße bauen. Diese Straße zielt vielleicht in Richtung *größeres Selbstbewusstsein*, und Sie möchten sie sehr gerne bauen. Mit diesem Plan im Kopf suchen Sie sich vielleicht die Fachleute, die wissen, wie man neue Straßen baut: Psychologen, Berater, Seelsorger, Mediatoren oder auch Kinesiologen. Sie suchen sich Fachkompetenz, denn niemand kann eine Straße vollständig allein bauen.

Diese Fachleute beraten sich mit Ihnen, begehen das Gelände, auf dem die Straße entstehen soll, und machen Ihnen Vorschläge über Zeit, Kosten und Baumaterial. Wenn Sie einen Überblick bekommen haben, entscheiden Sie, mit wem Sie die Straße bauen wollen. Das ist wichtig, denn Sie allein sind der Bauherr oder die Bauherrin. Natürlich ist jeder der Fachleute von seiner eigenen Arbeit und Kompetenz überzeugt, aber letztlich sind Sie es, der oder die entscheidet, welche Art von Begleitung und Unterstützung zum jetzigen Moment sinnvoll erscheint.

Dann beginnt die Arbeit, und mit jedem Tag können Sie zusehen, wie Ihre Straße Gestalt annimmt. Zugegeben, bei sehr unwegsamem Gelände mag es am Anfang so aussehen, als ob man nicht vorwärtskäme. Zuerst einmal muss altes Land, das nicht mehr gebraucht wird, abgetragen und entsorgt werden. Diese Phase braucht Geduld, und auch im Straßenbau gilt: Man kann nicht den zehnten Schritt vor dem ersten tun.

Vielfach ist es so, dass das unwegsame Gelände erst sichtbar wird, wenn mit der Arbeit begonnen werden soll (davon handelt das nächste Kapitel).

Natürlich bauen auch andere Menschen in Ihrem Umfeld zeitgleich an ihren Straßen, Ihr Partner oder Ihre Partnerin zum Beispiel. Das kann sehr bereichernd sein, denn es ist möglich, sich Material auszuleihen oder sich über die Art und Bauweise der geplanten Straße zu unterhalten. Vielleicht ist es auch einmal notwendig, darüber zu sprechen, dass die beiden Straßen nebeneinander verlaufen und sich nicht in die Quere kommen. Es stellt meines Erachtens eine große Bereicherung dar, wenn beide gemeinsam, aber doch jeder für sich, als Baumeister unterwegs sind.

Unwegsames Gelände – Hochsensibilität und individuelle traumatische Erlebnisse

Unwegsames Gelände in Ihrer Seele kann sich zum Beispiel durch Körpersymptome wie Herzrasen, Schwindel, Nackenverspannungen, einem Kloß im Hals, Magenschmerzen oder einem flachen Atem äußern.

Der Körper signalisiert, dass er unter Stress steht, und oft ist es kein Stress, der aktuell da ist, sondern Stress, der durch frühere Erfahrungen eine Spur im Nervensystem hinterlassen hat. Ich spreche dann von traumatischem Stress.

Eingefahrene Spuren in der Seele können einem *erlebten* Trauma gleichen. Nach Jahrzehnten scheint es so, als würden sie wie selbstverständlich zu dem Charakter des oder der Betroffenen gehören, und im Laufe des Lebens erhalten diese Spuren einiges an Flickwerk: Vielleicht werden Spurrillen ausgebessert, Mittelleitplanken verstärkt, die Markierungen erneuert und Ähnliches mehr. Oder es werden immer mehr Schichten abgelagert, bis eine unübersehbare Hügellandschaft entstanden ist.

Hochsensible neigen sehr stark dazu, Erfahrungen, die andere Menschen gar nicht als so wichtig einstufen würden, traumatisch zu *empfinden*. Das überempfindliche Nervensystem erleidet einen

Schock und erlebt traumatischen Stress, der nicht abgebaut, sondern im Nervensystem gespeichert wird.

Ich habe bereits an früherer Stelle versucht zu zeigen, dass es verschiedene Erklärungsansätze zum Entstehen von Hochsensibilität gibt. Nun möchte ich den Theorien noch eine Sichtweise hinzufügen. Die moderne Traumaforschung, namentlich der Ansatz des *Somatic Experiencing* nach Peter Levine, geht davon aus, dass aufgrund sehr früher traumatischer Erfahrungen eine Hochsensibilität entstehen kann, weil ein Baby aufgrund seines unausgereiften Nervensystems noch nicht über die Möglichkeiten verfügt, sich selbst zu beruhigen. Können auch seine engsten Bezugspersonen aufgrund eigener Anspannung, Nervosität und unverarbeitetem traumatischem Stress das Baby nicht beruhigen, bleibt der empfundene Stress im Nervensystem gebunden und äußert sich im späteren Leben so, dass die Person Reizen gegenüber äußerst empfindlich reagiert. Letztlich wird man vielleicht nie abschließend klären können, was angeboren ist und was das Leben hinzugefügt hat, jedoch scheint es mir einleuchtend, auch den Gedanken an eine frühe Traumatisierung Raum zu geben. In Teil IV finden Sie eine genauere Beschreibung des *Somatic Experiencing*-Konzeptes von Peter Levine, weil ich diesen Ansatz aufgrund seiner Behutsamkeit und Sorgfalt für sehr nachhaltig und sinnvoll speziell für Hochsensible halte.

An dieser Stelle ist es wichtig zu unterscheiden zwischen dem, was die Medizin und Psychiatrie unter Traumata verstehen, und dem individuellen traumatischen Erleben. In einem der zwei gängigen medizinischen Handbüchern, in welchen Krankheitsbilder und Störungen mit ihren Symptomen und Diagnoseschemata beschrieben sind, wird ein Trauma folgendermaßen beschrieben: »[...] ein belastendes Ereignis oder eine Situation kürzerer oder längerer Dauer, mit außergewöhnlicher Bedrohung oder katastrophenartigem Ausmaß, die bei fast jedem eine tiefe Verzweiflung hervorrufen würde.«[10]

Nach dem zweiten medizinischen Handbuch müssen bei einem Trauma folgende zwei Aspekte gleichzeitig vorliegen:

1. Die Person erfuhr, beobachtete oder war konfrontiert mit einem oder mehreren Ereignissen, die tatsächlichen oder drohenden Tod, tatsächliche oder drohende ernsthafte Körperverletzung oder eine Bedrohung der körperlichen Unversehrtheit von einem selbst oder anderen einschloss.
2. Die Reaktion der Person schloss starke Angst, Hilflosigkeit oder Grauen ein.[11]

Diese klassische Sichtweise legt nahe, dass es objektiv traumatisierende Erlebnisse gibt, und das ist mit Sicherheit auch so. Nur ist es meines Erachtens daneben auch sehr gut möglich, aufgrund einer feineren Wahrnehmung und eines sensiblen Charakters tendenziell auch alltäglichere Ereignisse stark, unter Umständen sogar traumatisch zu *empfinden*. Das individuelle Erleben kann sich also durchaus traumatisch anfühlen, auch wenn es nicht der klassischen Definition eines Traumas entspricht.

Traumata können auch von Generation zu Generation weitergegeben werden. Krieg, Vertreibung, Folter und Ähnliches wirken bis in die vierte Generation nach. Wer sich näher mit dem hochspannenden Thema der transgenerationalen Traumata beschäftigen möchte, findet in Teil IV Literatur dazu.

Wenn eine einzige Erfahrung zum traumatischen Erleben wird

Manchmal reicht aber auch *eine* Erfahrung aus, um bei ohnehin sensiblen Menschen ein traumatisches Erleben zu verursachen. Von einem solchen Fall erzählte mir eine Klientin. Als Kind in der ersten Klasse war sie einmal zu spät in die Schule gekommen. Ihre Mutter war an dem Morgen außer Haus und sie konnte die Uhr noch nicht richtig lesen. Also verließ sie sich auf ihr Gefühl und ging los, als sie dachte, dass es an der Zeit sei. Auf dem Schulhof angekommen, merkte sie aber, dass alle Schüler bereits in ihren Klassenzimmern waren – der Unterricht hatte längst begonnen. Dann stand sie vor ihrer Klassenzimmertür und horchte auf das Gemurmel, welches von innen kam. Sie stellte sich vor, wie alle sie anstarren würden, wenn sie jetzt die Tür aufmachte. Ihr fiel auch nichts ein, was sie der Lehrerin als Entschuldigung sagen könnte, und je länger sie dort vor der Tür stand, umso unmöglicher wurde es für sie, sie zu öffnen. Schließlich kehrte sie um und ging nach Hause. Ihre Mutter war da und das Kind erzählte ihr die Geschichte, woraufhin die Mutter sehr böse auf das Mädchen wurde, sie schließlich in die Schule begleitete und sie vor der ganzen Klasse samt Lehrerin bloßstellte.

Eine solche Situation erlebte das Mädchen nie wieder, jedoch prägte sie das Zeitempfinden meiner Klientin so nachhaltig und so stark, dass sie fortan bis weit in ihr Erwachsenenalter hinein jeweils bereits eine halbe Stunde vor jedem Termin vor Ort war. Diese übergroße Pünktlichkeit wirkte sich auch auf ihre Ehe aus, denn sie war mit einem Mann verheiratet, der eher eine Minute zu spät kam. Für ihn war es völlig unverständlich, dass sie bei Unpünktlichkeit an den Rand der Verzweiflung geriet, während sie seine Gelassenheit in Dingen der Pünktlichkeit nicht aushielt.

Dieses Beispiel illustriert meines Erachtens recht gut, wie sich frühe Erfahrungen auch im Erwachsenenalter noch auswirken können.

Eines ist mir in diesem Zusammenhang besonders wichtig: Wenn ich vom traumatischen Erleben spreche, dann ist das nicht so gemeint, dass Sie zunächst mit Ihrem Hausarzt und psychologischen oder psychiatrischen Fachpersonen darüber sprechen sollten. Es gibt zwar Mediziner, die sehr ganzheitlich denken und offen sind, aber diese sind (noch) in der Minderheit. Mediziner sind geprägt durch die klassischen Diagnosen und Kompendien. Mir geht es aber darum, dass Sie die Stärke Ihrer Wahrnehmungen ernst nehmen, und mitunter reichen Begriffe wie Verletzungen, Wunden etc. nicht aus, um die Qualität Ihrer Erfahrungen zu erfassen. Teilen Sie doch Ihre Erfahrungen mit einer guten Freundin oder Ihrem besten Freund. Auch in der Partnerschaft sollte und könnte es möglich sein, über frühe und prägende Erlebnisse zu berichten und miteinander nach einer Verbindung zu den heutigen Verhaltensweisen zu suchen. Möglicherweise ist das aber auch momentan ein zu heißes Eisen und Sie möchten lieber mit einer neutralen Fachperson oder einem Seelsorger darüber sprechen.

Ursachen Ihrer Hochsensibilität

Ich spreche hier das Thema Trauma deswegen so ausführlich an, weil ich die häufige Erfahrung gemacht habe, dass Menschen sich mitunter für hochsensibel im klassischen Sinne halten, in Wirklichkeit aber eher traumatisiert und verletzt sind. Hochsensibel zu sein bedeutet nicht automatisch, belastet oder verletzt zu sein. Es kann natürlich aber beides nebeneinander existieren. Jemand hat einmal gesagt: »Sie können auch Flöhe *und* Läuse haben.« Es hat meiner Meinung nach einen großen Einfluss auf Partnerschaften, ob die Partner hochsensibel sind aufgrund ihrer Veranlagung (der hohen Wahrnehmungsfähigkeit) oder ob sie lediglich aufgrund ihrer Erfahrungen und (frühen) Verletzungen empfindlich reagieren. Beides liegt durchaus dicht beieinander und die Unterscheidung ist sehr subtil. Als Faustregel kann vielleicht Folgendes gelten:

Immer dann, wenn Sie Emotionen spüren, die dem äußeren Anlass bei näherer Betrachtung nicht angemessen sind – zum Beispiel übergroße Genervtheit, unangemessener Ärger oder gar Wut, böse Gedanken, zu viel Außenorientierung (»Was denken die anderen von mir?«) oder Ängste –, sind eigene Verletzungen im Spiel. Die Unterscheidung zwischen Emotionen und Gefühlen haben Diana und Keith Richardson in ihrem Büchlein *Zeit für Gefühle* einfühlsam herausgearbeitet.[12] Bei Emotionen handelt es sich also um unangemessene oder übertriebene Reaktionen, die der Situation, die sie ausgelöst haben, nicht entsprechen. Sie haben ihre Wurzel in der Vergangenheit. Wenn Emotionen ausgedrückt werden, geschieht dies oft durch eine vorwurfsvolle Haltung dem anderen gegenüber.

Gefühle dagegen zeichnen sich durch starken Gegenwartsbezug aus. Gefühle erleben wir durch waches Im-Hier-und-Jetzt-Sein sowie durch eine vorwurfsfreie Ausdrucksweise. Möglicherweise stellen Sie auch fest, dass Sie immer bei bestimmten Themen *an die Decke gehen* und dass Sie bei anderen relativ gelassen reagieren können. Auch dies ist ein Hinweis auf biografisch verankerte Erfahrungen, die ihre Spuren hinterlassen haben.

Meines Erachtens ist es nicht ganz unerheblich, welches die Ursachen für Ihre Hochsensibilität sind, denn die angeborene

Wahrnehmungsfähigkeit wird bleiben, ein traumatisches Erlebnis und Verletzungen können geheilt werden. Eine Klientin drückte es einmal so aus: »Was für ein Wesen könnte ich sein, wenn ich nur noch hochsensibel wäre und nicht mehr traumatisiert.« Dabei strahlte ihr Gesicht und es war deutlich spürbar, dass ihr ganzer Organismus, ihre Seele und ihr Herz eine Ahnung davon hatten, wie es sich anfühlen würde, ihren eigenen *Seelenfunken* (Teresa von Ávila) zu entzünden.

Menschen, und vor allem Hochsensible, neigen dazu, ihre Aufmerksamkeit vor allem auf die Schwierigkeiten zu richten. Warum das so ist, dazu habe ich eine eigene Theorie: Ich denke, dass als negativ, schlecht oder belastend eingestufte Erlebnisse jeweils wie ein kleiner Schock auf das hochsensible Nervensystem wirken, während schöne und erholsame Momente zwar auch tief empfunden werden können, aber nicht so stark *nachhallen*. Was wirkt stärker: ein Blitzeinschlag oder ein warmer Sommerregen? Wovon erzählt man länger? Auch hier sehe ich eine Verbindung zu traumatischem Stress. Angenommen, in Ihrem Nervensystem sind viele Erfahrungen gespeichert, die in dem Moment, in dem sie entstanden sind, wie Blitzeinschläge gewirkt haben, auch wenn Sie sich heute nicht mehr bewusst daran erinnern. Es erscheint mir einleuchtend, dass dadurch an bestimmten Stellen des Nervensystems feinere Verästelungen entstehen. Und immer dann, wenn ein erneuter Blitzeinschlag droht oder spürbar ist, werden diese Verbindungen aktiviert und in Alarmbereitschaft versetzt. Blitzeinschläge hinterlassen tiefere Spuren als ein warmer Sommerregen, und so scheint es mir einer inneren Logik zu folgen, dass negative Erlebnisse und Belastendes stärker wahrgenommen und länger erinnert werden als schöne Momente.

Es gibt immer zwei Seiten

Auch ein Buch wie dieses birgt die Gefahr in sich, dass vor allem von Herausforderungen, Schwierigkeiten und Anstrengungen gesprochen wird. Das ist aber tatsächlich nur die eine Seite der Medaille. Es ist mir ein besonderes Anliegen, immer wieder auch auf die positiven Seiten der Hochsensibilität hinzuweisen. Gerade durch die Fähigkeit, besonders stark wahrzunehmen, verfügen die Betroffenen über ein geradezu seismografisches Gespür für Unstimmigkeiten. Sie erspüren Spannungen, bevor sie ausgesprochen werden, sie sind in der Regel nachdenklich, treu, tiefgründig und wollen den Dingen auf den Grund gehen. Ihre Reflektionsfähigkeit und -bereitschaft lässt sie immer wieder nach Lösungen suchen, sie sind hartnäckig, geben nicht schnell auf, und wenn sie in ihrer Ruhe und Kraft sind, können sie eine Quelle von Inspiration und Ideenreichtum sein.

Es ist somit außerordentlich bereichernd für eine Partnerschaft, wenn Sie die hochsensible und hochsensitive Wahrnehmungsfähigkeit als Schatz betrachten, sie ernst nehmen und sie auf eine lebensfreundliche Weise in das Zusammenleben integrieren.

Darüber hinaus verdient die komplexe hochsensible Veranlagung in Partnerschaften und Ehen besondere Aufmerksamkeit. Gutes und weniger Gutes liegen oft so nahe beieinander, dass man schon sehr genau hinschauen muss, um zu verstehen, welche Verhaltens- und Reaktionsweisen der hochsensiblen Veranlagung geschuldet sind und welche nicht. Auch für Normalsensible kann diese Wahrnehmungs- und Beobachtungsschulung eine Bereicherung in ihrem Leben darstellen.

Ich gehe davon aus, dass sowohl Hochsensible als auch Normalsensible ein erfülltes Leben anstreben. Einander besser zu verstehen, verhindert manche Missverständnisse und hilft über schwierige Zeiten hinweg. Doch bevor das gegenseitige Verstehen einsetzen kann, muss man sich erst einmal selbst verstehen.

Ein Zwischenstand

Halten wir fest: Durch Ihre Prägung in der Familie, durch Ihre Vorfahren, durch eigene, oft sehr frühe Erfahrungen und dem mehr oder weniger bewussten Ausbau Ihrer *Autobahnen* im Gehirn und in Ihrem Nervensystem sowie durch eine Veranlagung sind Sie hochsensibel. Sie sind also mit einem übererregbaren Nervensystem (einer Autobahn) ausgestattet, das Sie innere und äußere Reize sehr viel stärker wahrnehmen lässt, als es bei Normalsensiblen der Fall ist. Diese Empfindungsfähigkeit wird oft als *Überempfindlichkeit, Mimosenhaftigkeit*, *mangelnde Belastbarkeit* interpretiert. Tatsächlich sieht es manchmal so aus, als ob die Betroffenen einfach zu sensibel für diese Welt wären. Interessant ist aber doch der Gedanke, dass die starke Wahrnehmungsfähigkeit auch erst entstehen kann und dass es eine Verbindung zwischen Veranlagung und Lebenserfahrungen gibt.

Solange die Forschung noch keine endgültige Klarheit darüber erlangt hat, wie Hochsensibilität entsteht (und zum gegenwärtigen Zeitpunkt gibt es dazu keine allgemeingültige Erklärung), muss es weitgehend Ihnen überlassen bleiben, welcher dieser Ansätze (oder vielleicht auch eine Mischung davon) sich für Sie stimmig anfühlt. Neben diesen Theorien, das Phänomen Hochsensibilität zu begreifen und wissenschaftlich zu erfassen, ist zum gegenwärtigen Zeitpunkt nur eines klar: Es gibt sie, die hochsensiblen Menschen, wie eine Studie der Universität Bielefeld gezeigt hat.[13]

Gleichzeitig ist es mir wichtig, die hochsensible Veranlagung nicht als Entschuldigung zu missbrauchen. Das bisher Gesagte könnte ja durchaus dazu einladen, die Haltung einzunehmen, dass man halt so ist und nicht anders kann. Diese Einstellung ist nicht nur nicht nützlich, sondern sogar recht gefährlich, denn damit wird nur ein Unvermögen manifestiert, nicht aber der innere Schatz gehoben und auf lebensfreundliche Weise nutzbar gemacht.

Ich möchte mit diesem Buch auch den Versuch unternehmen, Ihnen Erkenntnisse zum Verstehen Ihrer Veranlagung zu vermitteln, und Ihnen gleichzeitig Wege zeigen, wie es gelingen kann, die Hochsensibilität auf eine stimmige Weise in Ihre Persönlichkeit zu integrieren, sodass sie zur Bereicherung Ihrer Partnerschaft beitragen kann.

Vielleicht sind Sie nach dem Lesen dieses Kapitels etwas aufgewühlt – möglicherweise sind in Ihnen Erinnerungen aufgetaucht, die Sie nun in Verbindung zu Ihrem heutigen Leben oder der Art und Weise, wie Sie Ihre Partnerschaft gestalten, sehen. Deshalb möchte ich Sie gerne dazu einladen, sich einen Moment Zeit zu nehmen und zu spüren, wie es Ihrem Körper gerade geht. Spüren Sie, wenn möglich, in die einzelnen Körperpartien hinein: Wie fühlt sich Ihr Nacken an, stehen Ihre Füße gut geerdet auf dem Boden oder wippen sie unruhig, als wollten sie etwas *wegkicken*? Spüren Sie Ihr Blut pulsieren? Auch wenn sich Ihr Körper *normal* anfühlt, lohnt es sich doch, genauer hinzuspüren und ihm Raum zu geben, seine Signale zu senden. Das leise Flattern im Magen, der Druck auf der Brust, aber vielleicht auch das freudige Gefühl, verstanden worden zu sein und etwas gelesen zu haben, was Sinn für das eigene Leben ergibt – alles das ist im Körper spürbar. Und auch wenn die Signale nicht so deutlich sind, sollten Sie sich etwas Zeit nehmen, um Ihren Atem bewusst zu spüren und sich zu beruhigen.

10. Hochsensible Eigenschaften und ihre Auswirkungen

Die Wahrnehmungsfähigkeit

Partner können unterschiedlich wahrnehmen

Sie können sich vielleicht bereits vorstellen, dass eine Partnerschaft zwischen zwei Hochsensiblen/Hochsensitiven nicht unbedingt einfach sein muss. Hochsensitiv zu sein bedeutet nicht, die verschiedenen Wahrnehmungskanäle gleich ausgebaut zu haben. Wenn einer von beiden beispielsweise empathisch ist und der andere kognitiv, dann nehmen beide über verschiedene Kanäle wahr. Ich möchte das an einem Beispiel deutlich machen: Ein Ehepaar ist zusammen im Auto unterwegs und im Radio läuft ein Lied in deutscher Sprache. Beide nehmen den Text wahr und können ihn verstehen. Und es geht, wie so oft in Liedern, um die Liebe. Sie hört den Text und fühlt sich an die eigene Ehe erinnert – da, diese Zeile passt doch genau auf sie beide. Sie wird sehr still und weiß, dass er diese Zeile auch hört. Sie kann sich gar nicht vorstellen, dass man diesen Text anders verstehen kann als sie. Der Sänger singt doch genau von ihnen beiden, das hört er doch auch? Ein paar Minuten vergehen, und schließlich sagt er so etwas wie: »So ein Sch …text. Das zieht einem ja die Schuhe aus. Schatz, suchst du bitte mal einen anderen Sender?«

So könnte ein kognitiv Hochsensibler reagieren, aber auch ein Normalsensibler.

Ich erinnere mich daran, dass mich einmal eine junge Frau gefragt hat, wie sie es denn anstellen könne, einen hochsensiblen

Partner zu finden. Bis jetzt habe sie immer nur normalsensible Männer gehabt, und jedes Mal sei die Beziehung gescheitert. Sie stelle sich eine Beziehung mit einem hochsensiblen Mann sehr erfüllend und glücklich vor. Als sie mir das sagte, strahlten ihre Augen, ihre Vorstellungswelt nahm offensichtlich schon das zukünftige Glück vorweg.

In der Praxis ist es allerdings nicht ganz so einfach. Sie selbst können empathisch hochsensibel sein und stellen sich deshalb vielleicht vor, dass jeder hochsensible Mensch einfühlsam und feinfühlig ist. Dann treffen Sie einen kognitiv hochsensiblen Menschen und bemerken, dass er zwar auch sehr viel wahrnimmt, aber vor allem mit dem Verstand analysiert und wenig von dem emotionalen Einfühlungsvermögen zeigt, das Ihnen so wichtig wäre (zur Unterscheidung der verschiedenen Ausprägungen Hochsensibler vgl. Kapitel I.5). Gleichzeitig zeigt er sich aber auf eine Art empfindlich, die Sie schwer nachvollziehen können. Ein Beispiel aus der Praxis zweier hochsensibler Partner:

Es beschäftigt sie schon seit ein paar Wochen (vielleicht auch bereits seit Monaten), dass ihre Ehe sich verändert hat. Sie fühlt sich seit einiger Zeit nicht mehr wirklich wertgeschätzt, er schaut so oft mit leerem Blick an ihr vorbei, und jedes Mal gibt es ihr einen Stich in ihre Seele und treibt sie ein Stückchen weiter von ihm weg, obwohl er sich dessen gar nicht bewusst ist und sie es nicht sagt. Es fallen öfter unbedachte Worte, und da sie sehr lange damit wartet, bis sie ihrer schlechten Stimmung Ausdruck verleiht, kommt es dann recht heftig herüber, was ihn wiederum sehr verschreckt, irritiert und in den Rückzug treibt. Und im Rückzug zu sein heißt, dass er sich möglicherweise wochenlang in sein Zimmer (wahlweise Hobbykeller oder Kneipe) zurückzieht, er noch weniger mit ihr als gewöhnlich spricht und noch öfter an ihr vorbeischaut. Das nährt ihren innerlichen Groll gegen ihn. Sie fühlt sich nicht gesehen und nicht gehört. Das sehr verständliche Bedürfnis nach Kontakt wendet sich nun gegen sie. Sie bezieht alle seine Reaktionen und Verhaltensweisen auf sich, sie sieht sofort seine Verfassung und denkt, wenn sie eine bessere Frau für ihn wäre, dann ginge es ihm auch besser. Gleichzeitig kann sie aber auch nicht anders. Der unbefriedigte Teil in ihr, der mit seinen Emotionen nicht weiß, wohin, aber sehr genau spürt, dass etwas nicht in Ordnung ist, gewinnt die Oberhand. Sie hat das Gefühl, dass sie ihm eindeutige Botschaften sendet, die nicht misszuverstehen sind, und sein eindeutiges Missverstehen empfindet sie als sehr demütigend, denn er muss doch wissen, was sie fühlt und was in ihr vorgeht, oder?

Grundsätzlich erscheint mir Folgendes wichtig: Beide, Hochsensible und Normalsensible, können voneinander lernen. Für hochsensible Menschen kann es eine wundervolle Bereicherung darstellen zu erleben, dass man die Dinge auch ganz anders betrachten kann, dass man manchmal einfach auch handeln muss, Klarheit und Entschiedenheit zeigen kann und mitunter über die eigenen Befindlichkeiten und Gedankenkreisel hinwegsehen muss.

Und Normalsensible können eine große Bereicherung durch die hochsensible Wahrnehmung ihres Partners oder ihrer Partnerin erfahren, wenn sie sich darauf einlassen, dass es auch andere Arten gibt, im Leben zu stehen. Und sie könnten von Hochsensiblen lernen, die Dinge des Lebens differenziert zu betrachten und einen empathischen Blickwinkel einzunehmen.

Es gibt keine Glücksgarantie. Ob sich nun zwei hochsensible Partner oder ein hochsensibler und ein normalsensibler Partner finden – keine Konstellation ist besser als die andere. Es ist sehr vielschichtig, was zum Gelingen einer Beziehung beiträgt, und mitunter muss auch die Basis immer wieder neu gesucht werden. Es gibt in jeder Paarbeziehung Fallstricke und Stolpersteine; eine hochsensible Veranlagung kann etwas sein, was gerade diese Beziehung schwierig oder glücklich macht. Oder beides.

Gefühle, Wahrnehmung und Interpretationen

Mir scheint, dass Hochsensible leicht dazu neigen, sich in ihre Emotionen zu verstricken und sich größtmögliche Gedanken, und meistens sorgenvolle, zu machen. Es fühlt sich dann oft so an, als ob es nur diesen Teil in ihnen gäbe. Sie verlieren scheinbar das Gefühl für den eigenen Wert und stellen das Gegenüber innerlich auf ein Podest.

Die Wechselwirkung zwischen überhöhter Darstellung anderer und dem Verlust des eigenen Wertes ist ein bekanntes Phänomen in Beziehungen, unabhängig davon, ob die Partner hochsensibel sind oder nicht.

Jedoch neigen meiner Ansicht nach besonders Hochsensible dazu, ihre starke Wahrnehmungsfähigkeit auch auf ihren Partner oder ihre Partnerin auszurichten und die empfangenen Signale zu ihren Ungunsten zu interpretieren. Es scheint in solchen Momenten dann fast kein Raum mehr für eine etwas vernünftigere oder realistischere Sichtweise vorhanden zu sein. Viele Hochsensible denken mitunter: »Der geistesabwesende Blick, die müde Haltung, die nichtssagende Phrase können doch nur etwas mit mir zu tun haben! Völlig undenkbar, dass mein Partner bzw. meine Partnerin genauso müde und antriebslos wäre, wenn ich inspirierend, geistreich und sexy wäre. Und ich würde nicht oft so launisch sein müssen, wenn mein Partner bzw. meine Partnerin ein besserer Partner für mich sein könnte!«

So führen oft die Interpretationen von empfangenen Signalen ein einsames, inneres Spiel – sie schnuppern Frühlingsluft und treiben bunte Blüten. Die starke Vorstellungskraft, mit der die meisten Hochsensiblen begabt sind, wird an dieser Stelle zum Eigentor. Die Ideen, Bilder und Gedanken erscheinen sehr realistisch, und das Nervensystem reagiert darauf unmittelbar, sodass es einer bewussten Willensanstrengung bedarf, sich von diesen Bildern zu lösen und tief durchzuatmen.

Es erscheint mir fundamental wichtig für gelingende Ehen Hochsensibler, die Wahrnehmungen von den Interpretationen zu trennen. Die Kunst ist, einen bewussten Filter zwischen der Wahrnehmung und dem Handeln einzurichten. Wenn Sie dazu neigen, schnell Ihre Beobachtungen zu Ihren Ungunsten zu interpretieren, dann lade ich Sie dazu ein, das nächste Mal nur zu beobachten, was in Ihnen passiert, ohne schnell Schlussfolgerungen daraus zu ziehen. Als hochsensibler Mensch verfügen Sie in der Regel über ein vielschichtiges und reichhaltiges Innenleben – nutzen Sie es! Es kann wirklich Spaß machen, die verschiedensten Ebenen der Wahrnehmung zu erforschen. Werden Sie ein wenig neugierig auf sich. Das nächste Beispiel soll Sie dazu inspirieren. Stellen Sie sich vor, Sie befänden sich in folgender Situation:

Sie erzählen von einer Begebenheit aus Ihrem Leben, beispielsweise von einem Gespräch mit einem Ihrer Kinder, und beobachten, dass Ihr Partner bzw. Ihre Partnerin merkwürdig verhalten reagiert. Sie stellen fest, dass er/sie kaum reagiert, er/sie blickt vor sich hin und sagt kein Wort.

Nun wäre eine Möglichkeit, vorschnell das Verhalten als Ablehnung zu interpretieren: »Das interessiert ihn/sie offensichtlich gar nicht« oder »Habe ich etwas falsch gemacht?«. Versuchen Sie, nur bei Ihren Beobachtungen zu bleiben: Sie *sehen*, dass er/

sie Sie nicht anschaut, Sie können beobachten, wie sich sein/ihr Mienenspiel verändert usw.

Als Nächstes können Sie wahrnehmen, wie diese Beobachtungen auf Sie wirken. Sie stellen vielleicht fest, dass etwas in Ihnen sich wünschen würde, er/sie hätte Ihr Verhalten dem Kind gegenüber wertgeschätzt. Sie nehmen wahr, dass es eine Spur Ärger in Ihnen gibt, weil diese Würdigung ausbleibt. Des Weiteren merken Sie vielleicht, dass sich Ihr Herz, Ihre Brust oder Ihr Magen etwas zusammenzieht. Ihr Nervensystem reagiert auf die inneren Signale. Gleichzeitig haben Sie eventuell Gedanken wie: »Gefällt ihm/ihr nicht, was ich erzähle? Er/sie hätte bestimmt alles ganz anders gemacht. Warum guckt er/sie jetzt schon wieder so?« Sie können also auf der Ebene der Emotionen, des Körpers und des Verstandes wahrnehmen.

Im nächsten Schritt stellen Sie fest, was Sie bei diesen ganzen Wahrnehmungen fühlen. Da ist vielleicht Ärger, möglicherweise Unsicherheit und Frustration, aber auch Stolz und Freude darüber, dass Sie die Situation so gut gemeistert haben. Diese Dinge *fühlen* Sie.

Und wenn Sie alles das beobachtet, wahrgenommen und gefühlt haben, dann können Sie Ihre Gedanken ordnen und bewusst in eine Ihnen nützliche Richtung bringen. Statt »Warum guckt er/sie denn jetzt schon wieder so?« können Sie auch denken: »Er/sie versucht jetzt wahrscheinlich zu erfassen, was ich ihm/ihr gerade erzähle.« Und statt »Er/sie hätte bestimmt alles ganz anders gemacht« ist es doch möglich zu denken: »Ich würde gerne wissen, wie er/sie reagiert hätte.« Vielleicht hat sich Ihre Haltung beim Lesen schon ein wenig verändert.

Und schließlich resultiert aus dem Denken das Handeln. Statt sich frustriert abzuwenden, wäre es ja auch möglich, sich ihm/ihr zuzuwenden und so etwas zu sagen wie: »Ich sehe, dass meine

Erzählung etwas in dir auslöst. Möchtest du mir etwas davon mitteilen?«

Der innere Beobachter

Bei dem eben genannten Beispiel habe ich den *inneren Beobachter* angewendet. Damit meine ich die Fähigkeit, sich selbst, das eigene Fühlen, Denken und Handeln aus der Distanz zu betrachten, so als sähe man einer guten Freundin oder einem guten Freund dabei zu.

Nach meiner Erfahrung scheint es so zu sein, dass sehr viele Hochsensible dazu neigen, vor allem über Gefühle wahrzunehmen und ihnen entsprechend zu handeln. Es geschieht etwas, und Sie sind vielleicht missgestimmt, verunsichert, gerührt, fröhlich oder gereizt. Das geschieht unmittelbar, mitunter so schnell, als ob kaum eine Millisekunde zwischen Reiz und gefühlsmäßiger Reaktion läge. Ein Zeichen dafür, dass es sich hier um eine gut ausgebaute Autobahn (Sie erinnern sich?) handelt.

Sich selbst zu beobachten heißt: Ich merke, dass ich gerade im Begriff bin, emotional zu reagieren. Es heißt auch, innerlich einen Schritt zur Seite zu treten und sich selbst aus dieser Distanz heraus zu betrachten. Und schließlich hilft der innere Beobachter dabei, das eigene Verhalten zu reflektieren und zu überprüfen.

Wenn Sie Ihren inneren Beobachter einschalten, dann wird die Gehirnregion aktiviert, die für das analytische Denken zuständig ist. Sie bildet ein gesundes Gegengewicht zum hoch aktivierten limbischen System, das sich für Stimmungen und Gefühle verantwortlich zeichnet. Verteilt sich die Aktivität auf verschiedene Bereiche innerhalb des Gehirns, konzentriert sich nicht alle Aufmerksamkeit nur auf einen Bereich. Schon deshalb kann es sich leichter, entspannter und ausgeglichener anfühlen.

So schulen Sie Ihren inneren Beobachter:

- Machen Sie sich bewusst, dass Sie mehr sind als Ihre Gefühle.
- Nehmen Sie sich bewusst Zeit, um Ihr Innenleben zu ordnen.
- Seien Sie neugierig auf sich selbst und halten Sie es für möglich, heute anders zu reagieren, als Sie es bis gestern getan haben.
- Stellen Sie sich folgende (oder andere) Fragen:
    - Ist mein spontaner Impuls der Situation angemessen?
    - Wenn mir eine gute Freundin davon erzählen würde, was würde ich sagen oder ihr raten?
    - Wenn ich in einem Jahr an diese Situation zurückdenke, wie nehme ich sie dann aus der Rückschau wahr? Ist sie dann noch genauso wichtig?
    - Treten Sie innerlich einen Schritt zur Seite und beobachten Sie sich beim Denken, Fühlen und Handeln. Welche Impulse bemerken Sie?
    - Während Sie gerade diese Zeilen lesen: Was nehmen Sie außer den Worten noch wahr? Wie fühlt sich Ihr Körper an? Welche Gefühle sind da? Welche Gedanken? Welche Umgebungsreize nehmen Sie wahr?

Am Anfang mag die Schulung des inneren Beobachters sich seltsam, zumindest ungewohnt anfühlen.

Das ist es ja auch wirklich. Aber Laufen haben Sie schließlich auch nicht an einem Tag gelernt. Neurowissenschaftler haben herausgefunden, dass man eine Handlung etwa zehntausendmal wiederholen muss, bis sie sich automatisiert hat und wie von selbst geht.

Mit dem inneren Beobachter haben Sie ein Universalwerkzeug zur Verfügung, das Sie immer dann einsetzen können, wenn Sie bemerken, dass in Ihnen Ihre Gefühle überhandnehmen. Machen Sie sich bewusst, dass *Sie* entscheiden, wie stark Sie etwas beeinflussen darf.

Selbstverständlich kann es auch gute Gründe geben, sich aufzuregen. Ich möchte Sie auch nicht dazu ermutigen, Ihre Gefühle zu verdrängen oder gar abzuspalten und nicht mehr wahrzunehmen. Es geht mir vielmehr darum, dass Sie eine bewusste Wahl treffen zwischen Ihren Möglichkeiten.

Empathie – eine Medaille mit (mindestens) zwei Seiten

Unter Empathie wird allgemein das einfühlende Verstehen bezeichnet. Menschen mit hoher Empathie registrieren Befindlichkeiten und Stimmungen des Gegenübers seismografisch genau. Sie können einen Raum betreten und innerhalb kurzer Zeit die Beziehungen zwischen den Anwesenden analysieren und unterschwellige Spannungen erspüren. Sie merken, wenn jemand bedrückt, traurig, ärgerlich oder freudig gestimmt ist. Oft schon, bevor der oder die Betroffene es selber registriert. Aus diesem Grund wird hochsensiblen empathischen Menschen oft vorgeworfen, dass sie interpretieren und »die Flöhe husten und das Gras wachsen hören«. Sie geben sich selten damit zufrieden, wenn sie zu hören bekommen, dass ihre Wahrnehmungen nicht stimmen. Sätze wie »Es ist nichts«, »Was du schon wieder denkst«, »Mir geht es gut, lass mich in Ruhe« oder ähnliche Reaktionen kränken empathische Menschen. Es ist im Grunde genommen eine Kränkung ihrer Begabung.

Wenn sich die Empathiefähigkeit gegen einen wendet

Nun kann Folgendes geschehen: Unter Umständen (zum Beispiel in einem sehr verständnislosen Umfeld) kehrt sich die Fähigkeit zur Einfühlung gegen ihren Besitzer oder ihre Besitzerin. Dafür gibt es verschiedene Möglichkeiten:

1. *Der Wunsch, das Gegenüber zu verstehen, kann abnehmen.* Dieses Phänomen habe ich oft in langjährigen Ehen beobachtet. Neben der grundsätzlichen Fähigkeit, das Gegenüber zu verstehen, braucht es einen Willen dazu. Wird dieser Wille durch ablehnende Reaktionen gekränkt, so bleibt von der Empathie nur das Bewusstsein für die eigenen Wahrnehmungen übrig, nicht aber die Bereitschaft, sich in den anderen einzufühlen. Stille Verachtung und schlecht verhüllter Groll für den anderen sind die Folge.
2. *Hochsensible entwickeln ein übergroßes Anpassungsvermögen.* Dadurch, dass sie meistens schon sehr früh merken, wie es ihren Bezugspersonen geht und wie sie selbst sein müssen, damit die Familie funktioniert, können sie sich oft so gut anpassen, dass es schwierig ist zu unterscheiden, ob sie tatsächlich ihr Leben gestalten oder doch eher das anderer Menschen. Häufig merken sie den Unterschied selber nicht. Sie können sich vielfach so gut in ihr Gegenüber hineinversetzen, dass sie alles verstehen können. Deshalb fällt es ihnen oft besonders schwer, ihre eigene Meinung zu vertreten. Diesen Sachverhalt hat bereits Alice Miller in ihrem Buch *Das Drama des begabten Kindes* beschrieben.[14]

Auch eine übergroße Anpassungsleistung kann auf eine frühe Kränkung der Empathiefähigkeit zurückzuführen sein, nämlich dann, wenn die Betroffenen sich bewusst oder unbewusst dafür entscheiden, dass die anderen in der Regel recht haben. Schaut man nur einmal eine oder zwei Generationen zurück, dann kann man feststellen, dass die damaligen Erziehungsmethoden oft darauf abzielten, Kindern zu beweisen, dass sie im Unrecht und die Erwachsenen im Recht waren, notfalls auch mit schlagkräftigen Argumenten.

Nun ist es meine Überzeugung, und Sie werden mir sicher darin folgen können, dass man Eigenschaften aus niemandem *herausprügeln* kann. Stattdessen gelingt es leider oft, dass die Betroffenen merken: »Aha, dieses oder jenes darf ich nicht zeigen.« Deshalb verstecken oder verleugnen sie es. Mir kommt in diesem Zusammenhang ein alter Herr in den Sinn, der nach einem meiner Vorträge an mich herantrat und mit Tränen in den Augen sagte: »Sie haben mir unendlich viel gegeben.« Er erzählte mir dann ein wenig von seinem Leben. Es war eine Geschichte des Leidens und Versteckens. Erst im hohen Alter konnte er Frieden mit seiner hohen Empathie schließen, die er sein Leben lang nicht zu zeigen wagte.

Wenn die Bedürfnisse anderer wichtiger werden

Die große empathische Anpassungsfähigkeit geht auch mit einer großen Bereitschaft einher, sich selbst hinter die Bedürfnisse der anderen zu stellen, obwohl diese gar nicht offen ausgesprochen werden. Und hier sind wir wieder bei Partnerschaften angelangt. Es ist ja im Grunde genommen eine wunderbare Fähigkeit, buchstäblich alles zu tun, damit der Partner oder die Partnerin glücklich ist. Nur dort, wo eigene Bedürfnisse verleugnet oder gar nicht mehr gespürt werden, ist die Grenze zum Rückzug und »Nebeneinanderher-Leben« überschritten.

Wie viele Dinge tun wir alle tagtäglich, ohne wirklich zu wissen, ob sie uns guttun? Aus meiner Erfahrung heraus neigen Hochsensible dazu, sehr viel Verantwortung für andere zu übernehmen, und vergessen sich selbst gern dabei. Erst wenn der Körper sich mit Erschöpfung meldet, können die Betroffenen oft nicht mehr übersehen, dass sie vielleicht jahrzehntelang ihre eigenen Bedürfnisse verleugnet haben.

Hochsensible Menschen möchten Harmonie. Dieses Bedürfnis nach Frieden und Ruhe kann so übermächtig sein (vielleicht aufgrund früher erlebter Disharmonie in der Familie), dass sie ihre innere Spannung unterdrücken und ihre Empathiefähigkeit dazu benutzen, herauszufinden, was denn der andere gerne hätte.

Von Einfühlsamkeit zur Überreiztheit

Wenn empathische Menschen jemandem begegnen, der gerade emotional aufgewühlt ist, dann ist es möglich, dass sie selbst im Körper und in der Seele empfinden, wie sich der andere fühlt. In einer Partnerschaft, vor allem zu Beginn, kann sich das sehr erfüllend anfühlen.

Empathisch zu sein wird oft so verstanden, als ob die derart Begabten jederzeit und immer einfühlsam für das Gegenüber wären. Nun ist es aber nach meinem Verständnis eher so: Durch ihre Fähigkeit, alles Atmosphärische von anderen Menschen aufzunehmen, können sie oftmals schlecht unterscheiden, welche Gefühle und Stimmungen zu ihnen gehören und welche sie von anderen übernommen haben. Das kann öfters einmal zum inneren Chaos führen und damit zur Überstimulation. In der Hektik des Alltags wird manchmal aus Einfühlsamkeit Überreiztheit. Und im Zustand der Überstimulation und der Überreiztheit können auch Menschen, die im Grunde genommen eigentlich sehr einfühlsam sind, unwirsch, schroff, abweisend und kalt reagieren. Somit könnte sich auch gerade hinter besonders ablehnendem Verhalten eine Art von Hochsensibilität verbergen, deren Besitzer und Besitzerinnen besonders gut gelernt haben, sich zu schützen.

Die Macht der Freundlichkeit

Es scheint mir oft, dass hochsensible Menschen besonders stark die gestresste Stimmung, den Zeitdruck oder eine aggressive Grundtendenz bei anderen Menschen erspüren können. Mitunter sind sie wie ein Spiegel der Kurzatmigkeit, die seit einigen Jahren verschärft die westliche Gesellschaft regiert. Es scheint keine Fehlertoleranz mehr zu geben, Barmherzigkeit in jeder Form ist rar geworden. Hochsensible reagieren seismografisch auf mangelnde Freundlichkeit bzw. auf Freundlichkeit, die nicht wirklich empfunden wird, die nicht echt ist.

Immer wieder trifft man als hochsensitiver Mensch auf Servicepersonal, Friseure, Verkäuferinnen, Kundenberater, Techniker oder Handwerker, deren Wesen eine Freundlichkeit ausstrahlt, die von innen heraus kommt und nicht angelernt ist. Der Kontakt zu solchen Menschen wirkt wie ein warmer Sommerregen auf die manchmal verwundete hochsensible Seele. Echte Freundlichkeit zu empfangen, bringt echte Entspannung. Mit ihrem untrüglichen Gespür für Stimmigkeit beobachten Hochsensitive genau, ob jemand von Berufs wegen freundlich ist oder ob er die gleiche Freundlichkeit gegenüber Kollegen oder dem Postboten zeigt. Man könnte sagen, dass hochsensible Menschen ihre Umgebung ständig nach Unstimmigkeiten im Verhalten anderer Menschen *scannen* und auch ein wenig gnadenlos in ihren Ansprüchen sind. Manchmal scheint es, als könnten Hochsensible charakterliche Schwächen anderer nur schwer verzeihen. Diese Art Gnadenlosigkeit zeigt sich nicht nur in professionellen Beziehungen, sondern auch in den Partnerschaften hochsensitiver Menschen.

»Bist du freundlich zu mir, bin ich freundlich zu dir«

Und an dieser Stelle wird ein Dilemma deutlich: Oft scheint es so zu sein, als ob empfangene Freundlichkeit erst die eigene Freundlichkeit möglich macht. Das heißt: Wenn der Partner freundlich ist, dann kann es die (hochsensible) Partnerin auch sein. Wenn aber nun beide hochsensibel sind und gegenseitig auf echte Freundlichkeit warten (und jeder, der aus eigener Erfahrung langfristige Beziehungen kennt, weiß, dass es nicht immer möglich ist, echte Freundlichkeit auszusenden), um selbst freundlich sein zu können, dann kann es durchaus längere Phasen von *Unfreundlichkeit* geben. Aus mangelnder Freundlichkeit über längere Zeit hinweg entsteht aber ein unterschwelliger Groll, der den Betroffenen oft gar nicht einmal bewusst ist, der aber langsam die Beziehung untergräbt. Ist erst einmal Groll entstanden, fällt es noch schwerer, freundlich zueinander zu sein. Ein Teufelskreis ist entstanden. Hinzu kommt: Freundlichkeit, und nicht ausschließlich Liebe, ist aus meiner Sicht die Grundvoraussetzung für eine gelingende langfristige Beziehung.

Sollten Sie diese Tendenz in Ihrer Ehe oder Partnerschaft feststellen, dann probieren Sie doch einmal ein Experiment aus: Seien Sie zu Ihrem Partner oder Ihrer Partnerin so freundlich, wie Sie es zu gänzlich Fremden sind. Ich bin mir fast sicher, dass Sie selbst die Verkäuferin im Supermarkt mit einem Lächeln bedenken, wenn Sie Ihren Einkauf auf das Band legen. Wahrscheinlich bemühen Sie sich auch im Beruf, freundlich zu den Kollegen zu sein, und zu den Kunden sowieso. Sie bekommen dort vielleicht auch nicht immer die gleiche Freundlichkeit zurück. Versuchen Sie es – werden Sie der freundliche Mensch, der Sie gerne wären. Achten Sie auf kleine Gesten oder Signale der Freundlichkeit und lassen Sie sich von der Wirkung überraschen.

Und ganz wichtig: Seien Sie auch freundlich zu sich selbst! Belohnen Sie sich für Dinge, von denen Sie den Eindruck haben, dass Sie sie gut gemacht haben. Ein Mensch kann nur (seinem Partner gegenüber) gebend sein, wenn er inneren Reichtum besitzt, den er teilen will. Lernen Sie also, Ihren inneren Reichtum zu schätzen und wahrzunehmen, wenn Ihr Partner oder Ihre Partnerin gerade einmal nicht freundlich zu Ihnen ist.

Freundlichkeit zu empfangen ist eine Wohltat, sie zu geben aber auch. Bewusst freundlich zu sein ist eine Entscheidung, die Sie treffen können.

Wie Hochsensible häufig wahrgenommen werden

Obwohl speziell hochsensitive Menschen stark auf Freundlichkeit reagieren, werden sie von ihrer Umwelt oft als nicht freundlich wahrgenommen. Ich kenne erschreckend viele Hochsensible, die sich selbst für freundlich halten, aber meistens mit einem abwesenden (und sogar manchmal abweisenden) Gesichtsausdruck durch den Tag laufen. Ich selbst ertappe mich öfters dabei, dass ich streng und sorgenvoll dreinblicke, obwohl ich eigentlich nur konzentriert bin.

Vielleicht mögen Sie ja einmal ein Experiment machen: Schauen Sie sich im Spiegel beim Nachdenken zu – wie sieht Ihr Gesichtsausdruck aus? Wirklich nachdenklich oder eher skeptisch? Üben Sie sich darin, ein freundliches Gesicht zu machen.

Lächeln Sie sich selbst zu, und heben Sie öfters am Tag bewusst Ihre Mundwinkel nach oben. Besonders den kognitiven Menschen unter Ihnen mag diese Übung fast lächerlich vorkommen, dennoch möchte ich Sie zu diesem Experiment einladen. Lassen Sie sich von der Wirkung überraschen.

Wenn ich Ihnen so etwas vorschlage, dann geht es mir nicht darum, Sie zu einer Art falschen Freundlichkeit zu überreden. Vielmehr möchte ich, dass Sie Ihre Wirkung in Einklang mit Ihren Bedürfnissen bringen können. Oft strahlen Hochsensible eine große Distanz aus. Und auch Menschen, die nicht so sensibel sind, reagieren dann darauf. Es schadet nicht, auch nach außen hin zu dem freundlichen Menschen zu werden, der Sie im Inneren sind. In ihrem Buch *Still* beschreibt Susan Cain[15] an einer Stelle ein großes Treffen von Hochsensiblen in Amerika, das sie zur Vorbereitung ihres Buches über Introvertierte besuchte. Dort hat sie die Erfahrung gemacht, dass Hochsensible oft einfach unfreundlich wirken. Ich denke, das sind ernst zu nehmende Beobachtungen, und Sie tragen in sich die Möglichkeiten, dem entgegenzusteuern.

Also: Kultivieren Sie Ihre Fähigkeit zur Freundlichkeit! Das können Sie dafür tun:

- Üben Sie (evtl. vor dem Spiegel) eine freundliche Mimik und Gestik und spüren Sie nach, wie sich das anfühlt.
- Behandeln Sie sich selbst freundlich:
  - Schimpfen Sie nicht so viel mit sich selbst.
  - Verzeihen Sie sich selbst Ihre Schwächen.
  - Nehmen Sie sich durch eine freundliche Brille wahr.
- Umgeben Sie sich oft mit freundlichen Menschen und/oder Tieren.

- Räumen Sie der Freundlichkeit bewusst einen Platz in Ihrem Alltag ein.
- Machen Sie kleine Geschenke, auch sich selbst.

Um Freundlichkeit zu kultivieren, heißt es auch hier wieder: verlangsamen. Ein freundlicher Satz zu der Verkäuferin an der Kasse, eine langsamere Gangart, wenn Sie Ihre Besorgungen machen, zwei bis drei erklärende Sätze zu einem Kollegen – nehmen Sie sich die Zeit dafür, es lohnt sich. Und warten Sie nicht darauf, dass andere den ersten Schritt machen – denn es geht um Sie und die Formung Ihrer Persönlichkeit.

Hohe Ansprüche und Perfektionismus

Ein hoher Maßstab

Eigentlich verfügen alle Hochsensiblen, die ich kenne, über hohe Ansprüche. Das erkennt man daran, dass sie im Grunde genommen weder mit sich selbst noch mit anderen Menschen leicht zufrieden sind. Sie legen einen hohen Maßstab an. Ob es die Art des Umgangs miteinander, der Haushalt oder die Gestaltung der Beziehung ist, Normalität genügt ihnen kaum. Wenn alles normal läuft, ist es für sie selbstverständlich und kaum der Rede wert, aber nicht befriedigend und schon gar nicht gut. Woher diese Anspruchshaltung kommt, bleibt ungewiss. Ob es an der reichen Fantasiebegabung hochsensitiver Menschen liegt, an ihrer Suche nach dem Sinn oder einfach nur an einer kompromisslosen Haltung dem Leben gegenüber, wird wohl nicht ganz zu klären sein. Auffallend ist jedoch, dass besonders Hochsensible dazu neigen, sich selbst und auch ihr Umfeld mit ihren Ansprüchen ein wenig zu *drangsalieren*, weil sie selten dazu bereit sind, von ihnen abzuweichen.

Hohe Ansprüche sind wie eine Zwangsjacke: Man kann sich winden, wie man will, aber man entkommt ihnen nicht. Da wird bemerkt, wenn die Kerzen farblich nicht zu der Tischdecke passen, die Bücherregale eine unterschiedliche Nuance von Weiß zeigen, die Leute desinteressiert an Ihnen vorbeilaufen, wie die Verkäuferin mit der Kundin vor Ihnen spricht oder die Spülmaschine dringend wieder einmal gereinigt gehört.

Natürlich wird Ihnen Ihr Verstand sagen, dass diese Dinge nur Kleinigkeiten sind und Sie sich lieber um die wirklich wichtigen Sachen kümmern sollten, nur leider wird Ihr Blick immer wieder von diesen unstimmigen *Kleinigkeiten* wie magisch angezogen, sodass ein Teil Ihrer Aufmerksamkeit ständig denkt: »Nicht jetzt, das ist nicht wichtig«, und sich auf etwas anderes konzentriert, was Sie für wichtiger halten. Dieses Bemühen gleicht dem Versuch, *nicht* an einen weißen Elefanten zu denken – man weiß ja, wie das ausgeht.

Die positive Seite

Ist diese Eigenschaft nun nur negativ, oder gibt es nicht auch etwas Positives daran? Ich denke, dass Hochsensible grundsätzlich ein sehr gutes Gespür dafür haben, wie man eine zwischenmenschliche Kommunikation, ein Wohnzimmer, ein Abendessen oder eine Firma besser gestalten könnte. Sie können regelrecht an dem Dilettantismus, der sie umgibt, leiden. Diesem Leiden liegt aber eine Fähigkeit zugrunde: nämlich die Begabung, Unstimmigkeiten schnell zu erfassen und Lösungen dafür zu finden.

In einer Partnerschaft kann das langfristig ein wahrer Segen sein: Hochsensitive Menschen spüren sehr schnell, wenn etwas nicht stimmt oder wie es dem Gegenüber geht, und sie neigen auch dazu, den Finger so lange in die Wunde zu legen, bis ein Gespräch oder eine Auseinandersetzung darüber erfolgt. Danach ist es oftmals möglich, wieder in ruhigeres und stimmigeres Fahrwasser zurückzukehren. Für nicht-hochsensible Menschen stellt also ihr hochsensibler Partner oder ihre hochsensitive Partnerin eine Art Seismograf für den Zustand ihrer Beziehung dar.

Um dieses Instrument aber nutzen zu können, braucht es die grundsätzliche Annahme gerade auch durch den nicht-hochsensiblen Partner, dass die Wahrnehmung des oder der anderen seinen Grund hat, auch wenn man selbst nichts dergleichen wahrnimmt. Hier liegt meines Erachtens der Grund für viele Konflikte begraben: Die meisten Menschen nehmen an, dass das die Wahrheit ist, was sie selbst wahrnehmen können, und werten das, was sie nicht spüren können, als nicht *wahr*, eine *Spinnerei* oder dergleichen ab.

Hochsensibel und perfektionistisch

An einem Beispiel zum Thema Perfektionismus möchte ich illustrieren, wie wichtig das Bewusstsein für die zwei Seiten einer Medaille ist. Viele Hochsensible sind perfektionistisch. Der Kern des Perfektionismus ist das Bedürfnis, die Aufgaben gut und richtig zu machen, wogegen ja nichts zu sagen ist. Wird dieser Anspruch allerdings zum Zwang, *immer* perfekt sein zu *müssen*, zeigt sich diese Eigenschaft schnell auch von ihrer negativen Seite.

Ein Paar lernt sich kennen und verabredet sich einige Male. Er ist fasziniert von ihrer Fähigkeit, aus jedem Treffen etwas Besonderes zu machen. Sie überrascht ihn mit einem fantasievoll und köstlich zusammengestellten Picknick, bei welchem die Kristallgläser für den Prosecco genauso wenig fehlen wie der atemberaubende Blick auf die umliegenden Berge, denn sie hat den Platz sorgfältig ausgewählt. Perfektionismus in seiner schönsten Form.

Bleibt das Paar zusammen und heiratet, verändert sich möglicherweise die Art und Weise, wie sich der Perfektionismus äußert. Da gibt es dann weniger perfekte Picknicks, aber vielleicht mehr Reibereien um Alltagsdinge. Die Eigenschaft des Perfektionismus ist immer noch da, ihr Ausdruck hat sich aber gewandelt. Ein Paartherapeut sagte mir einmal: »Dieselben Eigenschaften, die man am anderen am Anfang geschätzt hat, führen am Ende zur Trennung.«

Es ist nichts dagegen zu sagen, dass Sie es schön haben wollen und dazu auch eine ganz bestimmte Vorstellung in sich tragen. Schwierig wird es meiner Ansicht nach dann, wenn der Perfektionismus zu einem Zwang wird. Es bedeutet eine Einschränkung der Lebensqualität, sich selbst und sein Umfeld mit zu hohen Ansprüchen zu belasten.

Perfektionismus hat auch viel mit Kontrolle zu tun. Wenn Sie an sich feststellen sollten, dass Sie zu übertriebenem Perfektionismus neigen, dann lohnt es sich, auch in dieser Beziehung die schmale Komfortzone etwas zu erweitern. Wem schadet es, wenn die Brotkrümel nicht gleich weggewischt werden oder wenn es einmal nicht ein Drei-Gänge-Menü, sondern ein einfaches Gericht gibt?

Wer hat etwas davon, wenn Sie sich noch stundenlang über die Begegnung mit Ihrer Arbeitskollegin aufregen, weil Sie denken, dass sie einen falschen Ton Ihnen gegenüber angeschlagen hat? Und wer hat etwas davon, wenn Sie sich mit der Idee eines perfekten Haushalts belasten, obwohl Sie noch eine Reihe anderer Aufgaben zu erfüllen haben?

Es gibt immer tausend Dinge zu tun, und manchmal geht man mit mehr unerledigten Sachen ins Bett, als man aufgestanden ist. Beruf, Haushalt, Familie und Partnerschaft verlangen, gestaltet zu werden, und nicht nur das bereits beschriebene Zeit- und Ruhebedürfnis kommt dabei zu kurz, sondern auch der perfektionistische Anspruch hochsensitiver Menschen, allem zu hundert Prozent gerecht zu werden. Dieses unmögliche Unterfangen erzeugt ein inneres Spannungsfeld zwischen dem starken Bedürfnis, alle Anforderungen mit der nötigen Sorgfalt und Aufmerksamkeit zu meistern, und der Notwendigkeit, dem Termindruck standzuhalten, schnelle Ergebnisse zu liefern und im Wettbewerb mitzuschwimmen, vor allem beruflich.

Dabei hilft es schon ganz beträchtlich, sich dieser Ansprüche einfach bewusst zu sein, auch der Tatsache, wie sie sich im Laufe der Zeit verändert haben. Erinnern Sie sich an die positiven Aspekte, und möglicherweise inspiriert Sie die Erinnerung dazu, wieder etwas davon aufleben zu lassen.

Ein Spiegelbild der Gesellschaft

Eine Partnerschaft, in der Hochsensibilität ein Thema ist, braucht sehr viel Aufmerksamkeit. Das erscheint manchen schon als Widerspruch: Die meisten Menschen haben den Wunsch und das Bedürfnis, in ihrer Beziehung nach *Hause zu kommen*, was in der Praxis oft so verstanden wird wie *die Füße hochlegen und sich ausruhen*. In Zeiten, in der von außen sehr viel Druck auf den Einzelnen ausgeübt wird, verstärkt sich auch der Druck im Inneren, das heißt nicht nur in der eigenen Person, sondern auch in der Ehe und in der Familie. Man kann grundsätzlich sagen: Ehen sind heutzutage einem großen Druck ausgesetzt. Sie sollen ein Gegengewicht bieten zu dem hohen Wettbewerbsdruck und der

Sorge um den Arbeitsplatz. Auf einmal wird die Familie zu einem Auffangbecken dessen, was in Wirtschaft und Gesellschaft schon länger immer engere Kreise zieht: Zeitknappheit, Erfolgsdruck, Angst um den Arbeitsplatz, wirtschaftliche, sprich finanzielle Engpässe und dergleichen Dinge mehr.

Ich denke, es sind vor allem und zuerst die hochsensiblen Menschen, die an diesen Bedingungen leiden und bei denen ihr eingebautes Frühwarnsystem Alarm schlägt. Doch oftmals sind ihnen die feinen Signale, die sie wahrnehmen, selbst nicht bewusst. Sie spüren vielleicht eine erhöhte Grundnervosität, haben eine erhöhte Herzfrequenz und hinterfragen viel. So wie sie innerhalb der Ehe und Familie feine Nuancen der Atmosphäre wahrnehmen, so erfassen sie auch sehr schnell atmosphärische Veränderungen in ihrem Umfeld, in ihrer Straße, in ihrem Wohnviertel, ihrer Stadt, ihrem Land und auch weltweit. Deshalb hege ich die Vermutung, dass ihr innerer Spannungspegel nicht nur auf mögliche Unruhen und Konflikte in der Familie zurückzuführen ist, sondern auch ein Spiegelbild der gesellschaftlichen Entwicklung darstellt.

Meiner Meinung nach haben Hochsensible deshalb eine Aufgabe in der Gesellschaft, aber sie nehmen diese leider allzu oft nicht wahr, da sie schnell frustriert, enttäuscht und erschöpft sind. Viele Unzufriedenheiten in einer Partnerschaft rühren meines Erachtens auch daher, dass Begabungen nicht gelebt werden können oder sogar vom Gegenüber abgewertet werden.

Wenn es gelingt, die hohen Ansprüche und den Perfektionismus in den Dienst der Gesellschaft zu stellen, dann werden auch Energien freigesetzt, die der Ehe wieder zugutekommen. Denken Sie einmal in Ruhe darüber nach: Wofür setzen Sie jetzt im Moment Ihre hohen Ansprüche ein? Verwenden Sie viel Zeit darauf, damit zu hadern, dass Ihr Partner und/oder Ihr Familienleben nicht so perfekt ist, wie sie Ihrer Meinung nach sein sollten? Oder verbeißen Sie sich in andere negative Gedankenspiralen?

Es hilft, wenn Sie anfangen darüber nachzudenken, welche Aufgaben Sie außerhalb der Familie noch wahrnehmen könnten, die Ihren Begabungen annähernd gerecht werden. Wenn Sie empathisch sind und gut zuhören können, käme vielleicht eine Seelsorgearbeit infrage, oder Sie räumen sich für die nächsten Monate so viel Zeit ein, dass Sie endlich einmal Ihr Buch schreiben können, was Sie schon lange vorhatten.

Ob es Gemeindearbeit ist, ob Sie Ihre Energie einem sozialen Hilfswerk zur Verfügung stellen oder in Ihrer Stadt einen Mittagstisch für Schulkinder initiieren – es geht darum, Ihre Begabungen zur Entfaltung kommen zu lassen, damit sie nicht als unbefriedigte hohe Ansprüche ihre destruktive Kraft entfalten. Es geht mir an dieser Stelle darum, Ihnen aufzuzeigen, dass es wichtig ist, die Bedürfnisse und Begabungen hinter den hohen Ansprüchen und dem Perfektionismus zu sehen.

Zusammenfassend möchte ich noch einmal betonen, dass Eigenschaften weder gut noch schlecht sind, sondern nur im Zusammenhang mit den Umständen als positiv oder negativ wahrgenommen werden. Sprechen Sie zusammen darüber – und entdecken Sie Möglichkeiten, wie Sie sich selbst besser zur Entfaltung bringen können.

Sexualität und Körperlichkeit

Vieles, was bis jetzt schon besprochen wurde, gilt meines Erachtens auch für die Intimität Hochsensibler: Hohe Ansprüche, schnelle Überreizbarkeit, Bedürfnisse nach Sicherheit und Verstandenwerden sorgen dafür, dass es oft gewisser Rahmenbedingungen bedarf, um sich körperlich fallen lassen zu können.

Hochsensitive Menschen sind sehr empfänglich für Berührungen, aber auch leicht erschreckbar. Es gilt der Grundsatz: Weniger ist mehr. Sie nehmen es wahr, ob ein Streicheln mechanisch oder tief empfunden gegeben wird. Hochsensible suchen nach dem Echten, Wahrhaftigen – und nicht nach ausgefeilten Techniken. Sie wünschen sich Seelenverbindungen; Sexualität ohne Verbindung ist ihnen in der Regel zuwider. Sie streben nach Erfüllung, die sich nicht nur in einem Orgasmus zeigen muss, sondern in wahrer Intimität zu einem anderen Menschen.

Im Zustand der Überstimulation kann jede Berührung zu viel sein und das Fass zum Überlaufen bringen. Innerlich bis zum Zerreißen gespannt, ertragen sie kaum einen körperlichen Kontakt, auch wenn er noch so gut gemeint ist. Es scheint so zu sein, als ob sie zunächst wieder in einen ausgeglichenen Zustand kommen müssten, um körperliche Nähe überhaupt zulassen zu können.

Nicht anfassen – so robust Hochsensible auch in Krisenzeiten sein können, im Alltag scheint dieses Motto manchmal geradezu über ihnen zu schweben. Auf der einen Seite widerstandsfähig und krisenerfahren, auf der anderen Seite aber auch wie ein rohes Ei – diese beiden Seiten sind nicht leicht zu verstehen und zu handhaben. Oft ist es der hochsensitive Körper, der erste Signale aussendet, wenn sein Besitzer oder seine Besitzerin sich wieder einmal übernommen hat. Hochsensible besitzen in ihrem Körper ein seismografisch genaues Instrument, das ihnen sehr deutlich zu verstehen gibt, wann es genug ist, wann sie eine Ruhepause benötigen und welche Kontakte ihnen guttun und welche nicht. Es ist meiner Ansicht nach sinnvoll, die Körpersignale lesen zu lernen, damit Sie frühzeitig erkennen, ob sich eine Spirale der Überstimulation aufbaut.

Es wird viel darüber gesprochen und geschrieben, dass Sexualität wichtig ist, und es gibt auch zu diesem Thema eine Flut von Büchern. Für jemanden, der sehr hochsensibel ist und oft mit den alltäglichen Herausforderungen an seine Grenzen gerät, kann es sich wie eine Überforderung anfühlen, auch noch eine erfüllte Sexualität haben zu *müssen*. Deshalb möchte ich Sie einfach zur Entspannung einladen. Mir scheint es vor allem wichtig, Nähe haben zu können, körperlich und geistig; Sexualität kann dazugehören, muss es aber nicht zwangsläufig und vor allem nicht in einer bestimmten Frequenz. Es mag Zeiten geben, in denen Sie tatsächlich keine Lust haben. Menschen sind auch, was die Ausprägung ihrer Libido angeht, unterschiedlich. Hier gibt es ebenfalls einen schmalen Grat zwischen zu viel und zu wenig. Gelungene Intimität wird oftmals als normal und selbstverständlich hingenommen. Dass sie das keineswegs ist, merken die Betroffenen dann vielleicht erst, wenn sie ausbleibt.

Durch das lange Nachhallen und die schmale Komfortzone Hochsensibler ist es gut möglich, dass sich mitunter ein innerer Groll aus unbesprochenen Erfahrungen einnistet. Wie ich oben gesagt habe: Hochsensible und hochsensitive Menschen können sich nur schwer fallen lassen, wenn sie sich innerlich nicht bereit dazu fühlen. Und Groll schlägt die Türe zu. Deshalb kann ich Sie nur inständig bitten: Lassen Sie es nicht so weit kommen, sprechen Sie über Ihre Bedürfnisse auch in körperlicher Hinsicht, versuchen Sie, Nähe auch jenseits der Sexualität zu leben.

Schließlich ist die körperliche Verbundenheit vor allem anderen das Element, welches den Unterschied zwischen Freundschaften und Partnerschaft ausmacht.

11. Freie Zeiten

Von Wochenenden

Entspannung und Erholung für alle?

Das arbeitsfreie Wochenende hat für die meisten Menschen in Mitteleuropa eine besondere Bedeutung. Es ist noch gar nicht so lange her, dass der Samstag ein normaler Werktag war. In meinen ersten Schuljahren war selbstverständlich am Samstagvormittag Unterricht. Es gilt als eine der Errungenschaften des zwanzigsten Jahrhunderts und der Gewerkschaften, zwei arbeitsfreie Tage pro Woche einzurichten. Diese Entwicklung hat, wie jeder Prozess, Konsequenzen. In dem gleichen Maße nämlich, wie die Arbeitsbelastung und das Stressempfinden in der Arbeitswoche zugenommen haben, ist das Bedürfnis nach Entspannung und Erholung am Wochenende gestiegen. Die Erwartungen, Wünsche und Bedürfnisse, die sich um das *freie* Wochenende herumranken, sind immens.

Ich kann das jede Woche aufs Neue in meiner eigenen Familie beobachten. Während meine Tochter mit ihren Freundinnen shoppen gehen will, was bedeutet, dass ich sie mitunter fahren muss, möchte mein Sohn in den nahe gelegenen Wald gehen und darüber hinaus kulinarisch verwöhnt werden. Mein Mann dagegen verbringt die meiste Zeit in seinem Zimmer, wo er Gitarre spielt und Musikvideos ansieht – seine Anwesenheit wird spürbar durch das regelmäßige Summen der Kaffeemaschine. Und ich träume davon, einen endlos langen Tag mit zwanzig Büchern auf dem Sofa zu verbringen, ohne kochen, putzen, chauffieren und einkaufen zu müssen.

Entspannung und Erholung bedeuten für jeden etwas anderes. Es gibt keine Regel ohne Ausnahme, aber mir scheint, dass Hochsensible vor allem dann Entspannung finden, wenn sie für sich allein sein können. Das trifft vor allem auf introvertierte Hochsensible zu. Das Bedürfnis nach Alleinsein und Ruhe kann nun leicht mit der Vorstellung eines lebendigen Familienlebens kollidieren. So kann es vorkommen, dass jedes Familienmitglied seinem Ruhebedürfnis nachgeht – die Tochter geht shoppen, der Sohn in den Wald, der Mann spielt Gitarre und die Frau liest –, und gleichzeitig muss es sich trotzdem nicht wirklich gut für Sie als hochsensiblen Menschen anfühlen. Obwohl diese Tätigkeiten an und für sich genommen Ruhe und Erholung garantieren, ist Ihr inneres Bild einer funktionierenden Familie möglicherweise ein anderes. Vielleicht gibt es eine Stimme in Ihrem Inneren, die Ihnen sagt: »Eigentlich sollten wir doch mal wieder etwas zusammen unternehmen. Im Grunde habe ich ein schlechtes Gewissen, dass ich jetzt hier mit meinen zwanzig Büchern sitze. Wir sollten mehr miteinander reden, gemeinsame Erfahrungen machen, Spiele spielen, weniger fernsehen. Und wie konnte es nur passieren, dass meine Tochter mehr Beziehung zu ihrem Handy hat als zu mir?« Und schon sind Sie in einer hochsensiblen Gedankenspirale gefangen, die in Ihnen Emotionen hervorruft und nachhallt, nachhallt, nachhallt.

Das heißt: Auch wenn Sie Ihrem eigentlichen Bedürfnis nachgehen, gibt es möglicherweise einen Teil in Ihnen, der das doch nicht ganz genießen kann.

Konflikte können vorprogrammiert sein

Es gibt aber noch ein anderes Phänomen, das sich an den Wochenenden hochsensibler Partner zeigen kann. Und dieses Phänomen hängt meines Erachtens mit dem großen Ruhebedürfnis Hochsensibler zusammen: Es ist möglich, dass Sie vor allem an den Wochenenden Konflikte mit Ihrem Partner oder Ihrer Partnerin haben. Wie ist das nun zu verstehen? Wenn Sie hochsensibel sind, haben Sie sehr wahrscheinlich ein grundlegendes Harmoniebedürfnis, außerdem ist das Ruhebedürfnis in der Regel alle Zeit präsent. Ich nehme einmal an, dass Sie wochentags selten dazu kommen, für sich zu sein. Das muss nicht unbedingt bedeuten, dass Sie allein, also ohne die physische Anwesenheit von anderen Menschen, sein müssen. In meinem Fall heißt das, dass ich mehrheitlich tagsüber allein bin, wenn ich keine Beratungen oder Kurse habe; dann spreche ich kaum mit einem Menschen. Trotzdem bin ich nicht für mich, weil ich ständig im Kopf mit meiner Arbeit, dem Beantworten von Mails, mit neuen Projekten, dem Vorbereiten der nächsten Veranstaltungen oder dem Schreiben von Büchern beschäftigt bin. Das physische Alleinsein heißt noch nicht, dass ich im Zustand des entspannten *Für-mich-Seins* bin. Somit kommt das Ruhebedürfnis zu kurz. Dieses bricht sich dann in der Regel am Wochenende gewaltsam Bahn. Gleichzeitig versuche ich, die Bedürfnisse der anderen Familienmitglieder zu erfüllen, weil mir sehr bewusst ist, wie wichtig das für Hochsensible ist, und natürlich, weil ich wie die meisten ein großes Harmoniebedürfnis habe.

Noch ein Wort zum Alleinsein: Es genügt, dass ein anderer Mensch sich in der Wohnung aufhält, um bei Hochsensiblen eine Art Grundspannung zu erzeugen. Allein die körperliche Anwesenheit einer anderen Person kann einen hochsensiblen Menschen weit von sich selbst entfernen. Ein großer Teil der Aufmerksamkeit ist ständig auf die Bewegungen, Gemütsverfassung und Geräusche des anderen gerichtet. Diese Spaltung der Aufmerksamkeit ist meines Erachtens oft ein Grund für die

Überstimulation Hochsensibler und trägt scheinbar maßgeblich dazu bei, sich mitunter schwer konzentrieren zu können. Wenn Sie Ihren Alltag einmal daraufhin beobachten, wann Sie wirklich allein sind, das heißt ohne die körperliche Anwesenheit von anderen Menschen und ohne treibende und hetzende Gedanken, dann wird Ihnen vielleicht auffallen, dass diese Momente relativ selten sind. Nun scheint es nach meiner Beobachtung aber so zu sein, dass sich Hochsensible nur wirklich entspannen können, wenn sie tatsächlich allein sind.

Kontaktabbrüche

Ich kenne Familien, in denen regelmäßig aus diesem Spannungsfeld heraus größere Konflikte entstanden, die in einer Art Kontaktabbruch endeten und das ganze Wochenende anhielten. Aus einem Zustand der Überstimulation heraus, der sich die ganze Woche über aufgebaut hat, ist keine Situation zu gering, um Auslöser eines Konfliktes zu sein. Da fällt ein unbedachtes Wort, auf das ein geringschätziger Blick folgt, und schon ist es passiert. Mir fällt dazu eine Familie ein, in der der Mann ganze Wochenenden in seinem Zimmer verbracht hat, jedes Kind ebenfalls, und die Frau sich im Rest des Hauses aufhielt.

Wichtig scheint mir für Partner und Familien, zu verstehen, dass es auch eine Strategie des Nervensystems sein kann, durch das Herbeiführen einer Konfliktsituation zu dem eigentlichen Ruhebedürfnis zu kommen. Erst dann, wenn man Streit miteinander hat, scheint das schlechte Gewissen beruhigt zu sein. Man kann sich beleidigt oder resigniert in sein Zimmer zurückziehen oder sich mit seinen zwanzig Büchern beschäftigen und hat vielleicht für ein paar Stunden nicht das Gefühl, man sollte etwas gemeinsam unternehmen.

Natürlich hat dieses Verhalten auch seinen Preis – einen ziemlich hohen sogar. In der Regel bezahlt man für diese Art erkaufter Ruhe mit einem verstärkten Einsamkeitsgefühl. Wiederholt sich dieses Szenario Woche für Woche, kann sich über der hochsensiblen Seele eine Art Schutzfilm bilden, der mit der Zeit dichter und undurchlässiger wird.

Ferien – kein Urlaub für die hochsensible Wahrnehmung

Vielleicht haben Sie bei dieser Beschreibung sich selbst wiedererkannt und an Ihre Wochenenden gedacht. Möglicherweise können Sie nun Ihre Reaktionen und Verhaltensweisen besser verstehen (oder die Ihres Partners oder Ihrer Partnerin). Und nun stellen Sie sich vor, Sie sind mit Ihrem Partner oder Ihrer Partnerin in den Ferien. Es ist vielleicht der einzige Jahresurlaub, den Sie gemeinsam haben, und so dürften auch die Vorstellungen von einem gelungenen Urlaub groß sein.

Machen Sie sich bewusst, dass Sie sehr wahrscheinlich schon überstimuliert sind, wenn Sie in den Urlaub gehen. Ihr Beruf und/oder der Haushalt dürfte Sie fordern, und manches davon lässt sich vielleicht auch innerlich nicht so einfach ablegen. Ihr Nervensystem ist mit Nachhallen beschäftigt, während Sie Ihre Koffer packen.

Nun stellen wir uns einmal vor, Sie sind beide hochsensitiv. Das wird wahrscheinlich schon bei der Planung spürbar sein. Vielleicht erleben Sie lange Zeit hindurch eine große innere Hemmung, sich um die Urlaubsplanung zu kümmern. Aus vergangenen Erfahrungen wissen Sie, dass es sehr kompliziert sein kann, Prospekte zu wälzen oder unübersichtliche Websites durchzusehen. Allein schon dieser Gedanke kann so überstimulierend wirken, dass Sie gar nicht erst an diese Aufgabe herangehen. Vielleicht sind Sie sich dieser Wechselwirkung aber nicht bewusst und sprechen auch nicht darüber, sodass es für Ihren Partner oder Ihre Partnerin so aussehen muss, als würden Sie sich einfach nicht um den Urlaub kümmern. Auf diese Weise kann es passieren, dass Sie buchstäblich in der letzten Minute buchen, was keine große Auswahl mehr zulässt.

Die äußeren Bedingungen

Wer kennt das nicht: Schon die Auswahl des Feriendomizils kann Wochen in Anspruch nehmen. Beim Klang eines Landes oder einer Region werden Gedanken und Vorstellungen aktiviert. Und Befürchtungen. Vielleicht spüren Sie gar nicht einmal bewusst Hemmungen oder innere Widerstände, und doch ist meistens alles gleichzeitig da: Freude, Fernweh *und* Befürchtungen. Während Ihr Verstand und teilweise auch Ihr Gefühlszentrum, das limbische System, sich in die Ferne denken und sich bereits ausmalen, wie es sein würde, nach einem anregenden Tauchgang auf den Malediven am Strand zu liegen oder die Geheimnisse der Pyramiden in Ägypten zu erforschen, gibt es gleichzeitig vielleicht auf der Körperebene leise Beklemmungen: der lange Flug, so viele Dinge, die zu regeln sind, fremde Sprachen, Ernährung, Unterkunft, das Finanzielle, um nur einige der Dinge zu nennen, die aufgrund vergangener Erfahrungen Ihren Körper sprechen lassen.

Wenn Sie beide hochsensitiv sind, dann geht es Ihnen möglicherweise beiden gleich. Das muss das Ganze aber nicht einfacher machen. Die Gefahr besteht, dass Sie beide sich hineinsteigern und sich eher mit den Beschränkungen und Grenzen verbinden als mit den Möglichkeiten.

Wenn nur einer von Ihnen beiden hochsensibel ist, kann das ein wahrer Segen sein. Der Normalsensible von Ihnen könnte die ganze Planung übernehmen, einschließlich der Beschaffung von nötigen Visa und dem Ausarbeiten eines Zeitplanes bis zur Abreise. Der hochsensible Partner könnte im Gegenzug eine Art Programm für den Urlaubsort erstellen, das allen Bedürfnissen gerecht wird und sowohl Aktivitäten als auch Ruhephasen berücksichtigt. Nutzen Sie Ihre gegenseitigen Kompetenzen! Und lernen Sie, soweit möglich, über Ihre Unsicherheiten und Befürchtungen zu sprechen.

Ich habe oft festgestellt, dass hochsensible Menschen sich im Kopf vieles vorstellen können, aber an den praktischen Notwendigkeiten scheitern. Deshalb mein Appell an Sie: Urlaub ist notwendig, aber planen Sie für die Vorbereitung genug Zeit (vielleicht sogar ein ganzes Jahr) ein. Die Abläufe immer wieder durchzugehen und sich möglichst sicher zu fühlen, ist das oberste Gebot. Auf diese Weise erobern Sie sich Stück für Stück die Welt. Am Anfang kann das bedeuten, im Nachbarland, wo man die gleiche Sprache spricht, Urlaub zu machen und sich schrittweise entfernteren Zielen anzunähern. Tun Sie es in Ihrem eigenen Rhythmus. Nur weil scheinbar alle Welt in die Karibik fliegt, müssen Sie nicht auch dorthin. Vielleicht sind Sie in zwei, drei Jahren so weit, dieses Ziel in Angriff zu nehmen. Überprüfen Sie also genau, wie weit Ihre Kapazitäten reichen. Idealerweise planen Sie Ihren Urlaub so, dass er zu Ihren inneren Bedürfnissen passt und gleichzeitig eine Art Weiterentwicklung darstellt. Erkunden Sie Ihre Grenzen und Ihre Möglichkeiten. Erweitern Sie Ihre innere und äußere Landkarte. In dem Maße, in dem Sie äußere Räume erschließen, machen Sie sich auch Ihre inneren Räume zugänglich. Eine Fernreise gebucht und erfolgreich gemeistert zu haben, kann auch stolz machen und das Vertrauen in die eigenen Fähigkeiten stärken. Ganz ungeachtet der Erfahrungen, die man mit Land und Leuten gemacht hat und die den eigenen Horizont nachhaltig erweitern.

Urlaubszeit – Zeit für den Partner

Daneben gibt es aber natürlich auch Sie als Paar, das miteinander in den Urlaub fährt, um eine gute Zeit zu haben. Vielleicht haben Sie aber auch schon bemerkt, dass das gar nicht so einfach ist. Ihre Erfahrung mit den freien Wochenenden und früheren Urlauben lässt Sie innerlich vorsichtig werden und verhindert, dass Sie sich allzu euphorisch auf den wohlverdienten Urlaub freuen.

Ihr eigenes Ruhebedürfnis kann sich sehr von dem des Partners unterscheiden, auch wenn Sie beide hochsensibel sind. Urlaube haben zudem die etwas unangenehme Eigenschaft, plötzlich sehr viel Zeit zu offerieren. Viel Zeit zur Verfügung zu haben, wo ansonsten davon eher zu wenig zur Verfügung steht, ist eigentlich nicht so einfach. Da freut man sich das ganze Jahr darauf, endlich einmal viel Zeit zu haben, und ist diese Zeit dann gekommen, scheint es schwierig zu sein, sie sinnvoll auszufüllen.

Da Sie sehr wahrscheinlich bereits überstimuliert sind, wenn Sie in den Urlaub gehen, sind Sie möglicherweise auch besonders empfänglich für die kleinen Unstimmigkeiten zwischen Ihnen und Ihrem Partner bzw. Ihrer Partnerin. Wenn es viel Zeit gibt, die nicht mit Arbeit oder alltäglichen Pflichten ausgefüllt ist, dann gibt es eben auch mehr Zeit, um Unerledigtes, Widersprüchlichkeiten und Konflikte zu spüren. So beginnt nicht selten ein gemeinsamer Urlaub mit einem handfesten Streit. Da kommen Dinge an die Oberfläche, von denen Sie angenommen haben, dass sie längst erledigt seien. Oder es sind die plötzlich bewusst werdenden alltäglichen Gewohnheiten, die Sie aneinander nerven: Seine Art, morgens zerknittert am Frühstückstisch zu sitzen, oder ihre Gewohnheit, sich die Nägel am selben Tisch zu lackieren, können das Fass zum Überlaufen bringen.

Während ich dies schreibe, kommt mir eine Geschichte in den Sinn, die mir eine Klientin vor einiger Zeit erzählt hat. Sie demonstriert anschaulich, wie sich Überstimulation, die schmale Komfortzone und das lange Nachhallen im Urlaub zeigen können.

Ein Erfahrungsbericht

Die Klientin ist von Beruf Erwachsenenbildnerin und wird manchmal zu Vorträgen und Seminaren eingeladen. Gerne verbindet sie das Angenehme mit dem Nützlichen und hängt ein paar Urlaubstage *dran* Wie sie einen solchen *Arbeitsurlaub* erlebte, erzählt sie in ihren eigenen Worten:

> Ich bin zu einem Vortrag und einem anschließenden Seminar in ein bekanntes Hotel eingeladen worden. Hinter mir liegt eine arbeitsreiche Zeit und ich freue mich, neben der Arbeit in diesem Hotel auch viel Zeit für mich zu haben, und beschließe, fast zwei Wochen dort zu verbringen. Die Vorbereitungszeit nimmt viel Energie in Anspruch. Schon Wochen vorher beginne ich zu sortieren, welche Unterlagen ich für den Vortrag und den Workshop brauche – mein Arbeitsraum füllt sich immer mehr mit Stapeln von Materialien. Ständig ist ein Teil meiner Aufmerksamkeit bei diesen Materialsammlungen – habe ich auch nichts vergessen? Soll ich nicht noch lieber auch dieses und jenes einpacken?

Es bedeutet für mich grundsätzlich eine erhöhte Anspannung, an einen Ort zu fahren, der mir gänzlich unbekannt ist. Aber dank Navigationstechnologie im Auto gelingt das in der Regel trotz meines praktisch nicht vorhandenen Orientierungssinnes mittlerweile ganz gut.

Am Zielort angekommen, finde ich zwar zügig den Parkplatz des Hotels, nicht aber das Hotel selbst. Mangelnde Hinweisschilder und eine allgemeine Überstimulation wegen der Anfahrt führen dazu, dass ich eine halbe Stunde brauche, um den Weg von dem Parkplatz über zwei Treppen hoch zur Rezeption zu finden. Von einer freundlichen Rezeptionistin werde ich zu meinem Zimmer geführt. Die Wege sind lang und unübersichtlich. Es braucht mindestens einen Tag, bis ich mich einigermaßen zurechtfinde.

Mein Gepäck befindet sich noch im Auto. Ich erhalte den Hinweis, dass der Portier mir das Gepäck auf mein Zimmer bringen wird, dazu muss ich aber das Auto ans blaue Tor fahren. Blaues Tor? Ich habe keins gesehen. Daraufhin erhalte ich eine Beschreibung, die ich nicht verstehe. Und die Rezeptionistin ihrerseits versteht nicht, warum ich nicht verstehe. Das sehe ich deutlich hinter der professionellen Freundlichkeit. Und es ist mir peinlich – spätestens da komme ich mir dumm vor, aber im Grunde weiß ich, dass ich einfach sehr überstimuliert bin. Endlich, eine Stunde später, bin ich eingecheckt, mein Gepäck ist wohlbehalten in meinem Zimmer angekommen und das Auto versorgt.

In den ersten Tagen gibt es noch einige Hürden zu nehmen. Da sind die Lichtschalter im Zimmer, deren Funktion ich nicht durchschaue, was dazu führt, dass ich eine Nacht mit Beleuchtung zu schlafen versuche. (Hausdienst rufen? Ja oder nein? Hinterher bin ich froh, dass ich das nicht getan habe, denn ich habe lediglich einen Lichtschalter nicht gesehen.)

Da gibt es das hauseigene türkische Bad, das ich unbedingt ausprobieren möchte. Ich weiß aber nicht, wie man sich kleiden muss – ist es gern gesehen, im Bademantel hinunterzugehen, oder soll man sich dort erst umziehen? Wie ist der genaue Ablauf? Ob es dort eine Uhr gibt? Und viele Leute? Alles Fragen, die mich dringend beschäftigen und mich so unsicher machen, dass es einigen Mut von mir braucht, um einige davon an der Rezeption zu stellen. Eine sehr sportliche junge Frau empfängt mich dort, händigt mir das Pestemal (ein dünnes Körpertuch) aus und erklärt mir den Ablauf anhand eines bunten Planes. Ich verstehe kaum etwas davon, tue aber so, als würde ich. Ständig diese Hürden im Alltag! Ich fühle mich auch genervt von der Tatsache, dass ich immer eine genauere Erklärung zu brauchen scheine als alle anderen. Dann aber, als ich es geschafft habe und auf dem warmen Nabelstein entspanne, ist es gut. Ein schöner Moment, da ich auch ganz allein im Bad bin und deshalb nicht das Gefühl haben muss, mit meiner ganzen Unsicherheit von anderen beobachtet zu werden.

Ja, und dann das Abendessen: Täglich gibt es ein Sechs-Gänge-Menü, liebevoll zubereitet von einer hervorragenden Küchencrew, aber – *sechs Gänge*! Als ich am ersten Abend ins Restaurant komme (es gibt deren drei und natürlich bin ich zuerst im falschen gelandet), habe ich aufgrund meiner komplizierten Anreise keinen Hunger. Ich möchte nur eine Kleinigkeit essen und weiß nicht, dass zur gebuchten Halbpension dieses abendliche Sechs-Gänge-Ritual gehört. Es ist mir unmöglich, dieses Soll zu erfüllen, und damit stürze ich die freundliche junge Frau, die mich bedient, in Schwierigkeiten. Wenn ich nur ein Gericht nehme von den sechs, wie soll sie dann die Halbpension rechtfertigen? Eine Gutschrift? Ich esse ihr zuliebe ein Hauptgericht, denn sie ist wirklich äußerst liebenswert, und quäle mich dann noch durch ein Dessert. Ein sehr unangenehmes Völlegefühl breitet sich in meinem Magen aus. Ich bin froh, als ich dann endlich in meinem Zimmer bin, völlig erledigt von den vielen Dingen, die für mein Gefühl sehr kompliziert waren, bei denen ich mich dämlich angestellt habe und die ich getan habe, ohne sie wirklich zu wollen (zu viel zu essen, zum Beispiel). Ich kann lange nicht einschlafen und muss in Gedanken die Ereignisse des Tages immer wieder durchdenken.

Zu diesen Erfahrungen, die allein schon ausgereicht hätten, um mich in einem Zustand der Dauerüberreizung zu halten, kommen die Erfordernisse meiner Arbeit hinzu. Ich denke an den Vortrag und das zu erwartende Publikum, ich kann die Resonanz nicht einschätzen, weiß nicht, mit wie vielen Personen ich rechnen muss. Da ist der Workshop am Wochenende, der mich nervös macht, weil ich noch nie eine Veranstaltung in diesem Rahmen abgehalten habe und ich nicht sicher bin, ob das, was ich vorbereitet habe, das Richtige ist.

Das heißt, ich befinde mich in der ersten Woche in einer Daueranspannung. Ich merke, dass die komplizierte Anreise noch nicht verarbeitet ist, als ich am Freitag vor dem Vortrag meinem angestauten Ärger etwas Luft machen muss. Ich bin irritiert durch das viele Personal und dadurch, dass ich immer wieder von Neuem erklären muss, wann ich mit welcher Veranstaltung wo bin. Ich fühle mich verloren und verunsichert, und ich weiß, dass ich mich besser orientiert fühlen muss, um gute Veranstaltungen durchführen zu können.

Das ist der Klassiker: Hochsensible Wahrnehmung trifft auf normalsensible Umstände. An dieser Stelle möchte ich allen Hoteliers und professionellen Gastgebern zurufen: Bemühen Sie sich darum, Verständnis für hochsensible Menschen zu erwerben, die in Ihrem Haus zu Gast sind. Es braucht oft gar nicht viel, um dieser Personengruppe eine gute Orientierung und damit ein besseres Wohlbefinden zu ermöglichen. Eine ausführliche geschriebene Anleitung hier, eine feste Ansprechperson dort, in ihrem Wesen freundliche Mitarbeiter und für hochsensitive Menschen sind damit bereits viele Klippen entschärft.

Dieses Beispiel zeigt sehr eindrücklich, wie viele Kleinigkeiten das hochsensible Nervensystem derart überlasten können, dass es sich in einer Spirale der Überstimulation befindet. Gleiches gilt, wenn Sie mit dem Flugzeug verreisen: Viele große Flughäfen sind für Hochsensible sehr unübersichtlich, sie übersehen Hinweisschilder und lassen sich leicht ablenken von der Hektik um sie herum. Da kann es wirklich ein Segen sein, wenn der normalsensible Partner das Heft in die Hand nimmt und die Formalitäten wie das Einchecken übernimmt.

Tipps für die Urlaubszeit

Es ist vielleicht ein etwas düsteres Bild, das ich hier von den möglichen Fallstricken in Bezug auf die Urlaubszeit gemalt habe. Natürlich muss das nicht alles so eintreffen und ich kenne auch viele Hochsensible, die gerne reisen. Freude an fernen Ländern und Kulturen zu haben, heißt nicht, das ganze Drum und Dran wie Fliegen, Gepäck und Sicherheitskontrollen zu mögen. Es gibt auch viele hochsensitive Menschen, die Fernreisen zwar mögen, aber erst einmal ziemlich erledigt am Urlaubsort ankommen und zwei Tage brauchen, um sich von den überstimulierenden Strapazen der Reise zu erholen.

Damit Sie Ihren nächsten Urlaub vielleicht etwas hochsensiblengerechter gestalten können, habe ich hier ein paar Tipps zusammengestellt:

- Nehmen Sie sich genug Zeit für die Urlaubsplanung, mindestens ein halbes Jahr.
- Wenn möglich, besuchen Sie vor der Reise einmal den Flughafen und verschaffen Sie sich einen Überblick über den Check-in-Schalter, Wege, Toiletten, Passkontrollen etc.
- Sorgen Sie dafür, dass Sie ein kleines Lunchpaket dabeihaben. Überstimulation hat ein leichtes Spiel, wenn der Körper unterzuckert ist.
- Sprechen Sie vor dem Urlaub mit Ihrem Partner über Ihre Erwartungen, Wünsche und Befürchtungen.
- Nehmen Sie sich genug Zeit, am Urlaubsort richtig anzukommen. Das kann zwei Tage dauern.
- Auch im Urlaub unterliegen Sie den Wellen des Lebens. Achten Sie auf einen Rhythmus zwischen Aktivität und Erholung – nach meiner Erfahrung ist ein Rhythmus von zwei Tagen Aktivität und einem Tag Ruhe günstig.
- Achten Sie auf die Signale Ihres Körpers und reagieren Sie frühzeitig auf Müdigkeitserscheinungen.
- Nehmen Sie nicht zu viel Gepäck mit.

Gerade auch im Urlaub kann die hohe Anpassungsbereitschaft und das Harmoniebedürfnis Hochsensibler dazu führen, dass sie sehr schnell dazu bereit sind, ihrem Partner oder ihrer Partnerin zuliebe noch auf einen weiteren Turm zu steigen oder dieses

Museum ebenfalls zu besuchen. Dass diese Aktivitäten zu viel gewesen sein können, merken sie dann erst später an einer plötzlichen Erschöpfung oder an Kopfschmerzen.

Es kann beide sehr entlasten, wenn Sie sich gegenseitig zugestehen, ab und zu auch einmal etwas allein zu unternehmen. Viele Menschen befürchten, dass es so etwas wie das Ende der Ehe bedeuten würde, wenn sie sich ab und zu mal einen Tag allein gönnen. Aber genau das Gegenteil ist der Fall. Man hat die Gelegenheit, das zu tun, was man selbst gerne möchte, und den eigenen Rhythmus zu leben. Gerade für die empathischen Hochsensiblen ist das sehr wichtig. Sie können sich ausruhen, wann Sie wollen, besichtigen, was Sie wollen, und vielleicht einmal auch nur einen Tag lang verschlafen. Verabreden Sie sich dann abends zu einem romantischen Abendessen, zu dem Sie beide sich schic machen, und erzählen Sie sich gegenseitig von Ihrem Tag. Möglicherweise entdecken Sie dabei neue Seiten an sich und Ihrem Partner oder Ihrer Partnerin.

Bedürfnisse sind unterschiedlich und es ist einfach ehrlich, sich gegenseitig verschiedene Bedürfnisse zuzugestehen. Probieren Sie es aus und sprechen Sie miteinander über Ihre Erfahrungen.

12. Von Wohnräumen, Freiheiten und Verbindlichkeiten

Sie kennen das bestimmt: Sie sind schon eine Weile mit Ihrem festen Partner oder Ihrer festen Partnerin zusammen, leben aber getrennt. Jeder von Ihnen hat sich in seinem bzw. ihrem Leben so eingerichtet, wie es seinem oder ihrem Stil entspricht. Sie besuchen sich gegenseitig, dann steht irgendwann einmal die Frage im Raum: »Wollen wir nicht heiraten?«

Jede langfristige Beziehung ist durch verschiedene Phasen gekennzeichnet. Es gibt die Phase des Kennenlernens und des Verliebtseins, dann gibt es die Phase der festen Partnerschaft, die gegenseitigen Freunde und die Familien kennen sich, und diese Phase geht dann in der Regel in eine Ehe über.

Ich bin überzeugt davon, dass es in jeder Partnerschaft den Punkt gibt, an dem beide Partner sich entscheiden sollten, zusammenzubleiben und auch nach außen hin ihre Verbundenheit miteinander zu dokumentieren. Geschieht das nicht, sondern halten sich beide Partner in einer Art unverbindlichem Zusammensein fest, dann ist oft zu beobachten, dass sich die Beziehung *totläuft*. Es werden vielleicht ausführliche Reisen unternommen, möglicherweise werden auch gemeinsame Anschaffungen wie Motorräder oder Segelboote getätigt, aber dennoch scheint es keine Entwicklung in der Paarbeziehung zu geben.

Die gemeinsame Wohnung

Eine Ehe und eine gemeinsame Wohnung wird gemeinhin als eine Entwicklung hin zu mehr Verbindlichkeit wahrgenommen. Schauen wir uns doch einmal genauer an, was es besonders für Hochsensible heißt, wenn man heiratet und zusammenzieht:

Ist eine Wohnung gefunden, gibt es eine Menge Diskussionsstoff: Wessen Kleiderschrank soll übernommen werden, welche Polstergruppe passt am besten ins neue Wohnzimmer, von welchen Stücken muss/sollte man sich trennen, weil a) kein Platz mehr dafür ist und b) es dem Partner oder der Partnerin nicht gefällt? Fernseher, Stereoanlage, Geschirr und Besteck, Bücherregale – alle Dinge, die bisher stille Begleiter in Ihrem Leben waren, werden auf einmal zu Diskussionsgrundlagen. Welch eine Quelle für Überstimulation! Diejenigen unter Ihnen, die besonders empathisch sind, neigen vielleicht dazu, nur zu gerne Kompromisse einzugehen – sie freuen sich ja schließlich auf die gemeinsame Zeit, und ohne Kompromisse geht es nicht im Leben.

Die Konfliktscheu Hochsensibler kann hier leicht dazu führen, dass zu schnell zugunsten von Harmonie über die eigenen Befindlichkeiten hinweggegangen wird. Meines Erachtens sind die meisten Hochsensiblen sich über ihre eigenen Bedürfnisse zu wenig bewusst. Oft sind sie ihr ganzes Leben lang bereits daran gewöhnt, die Stimmungen und Wünsche anderer zu erspüren und sich daran anzupassen. Damit sie sich aber über die eigenen Bedürfnisse klar werden, brauchen sie Zeit, viel Zeit. Die Freiheit, sich genügend Zeit zu nehmen, ist ebenfalls ein Bedürfnis, das hochsensible Menschen gut kennen dürften. Nur erleben sie, dass es meistens nicht genug Zeit gibt: Wenn der Mietvertrag unterschrieben ist, gibt es in der Regel drei Monate Zeit, um den Umzug zu organisieren. Das reicht kaum, um den administrativen Aufwand zu bewältigen (Ummeldungen bei der Gemeinde, Krankenkasse, Versicherungen und dergleichen mehr). Die Gedanken, wie man sich schlussendlich einrichten will, kommen da zuletzt. Dabei ist es für Hochsensible/Hochsensitive fundamental wichtig, öfters einmal innezuhalten und in sich hineinzuspüren. Diese Innenschau kann dazu dienen, die Dinge zu klären und zu ordnen, Prioritäten zu setzen und innere Freiräume zu schaffen.

Nehmen Sie sich dazu mindestens einmal am Tag Zeit und sorgen Sie dafür, dass Sie ungestört sind. Setzen Sie sich bequem hin und spüren Sie in Ihren Körper hinein: Wie fühlt er sich an? Gibt es irgendwo einen Ort in Ihnen, wo Ihre Aufmerksamkeit hingezogen wird, sei es, weil es dort drückt und sich zusammenzieht, sei es, dass es einen Ort der Freude oder des Wohlseins gibt? Versuchen Sie herauszufinden, welche Empfindungen Ihr Körper hat. Sie können Ihren Körper auch nutzen, um tendenziell herauszufinden, wie es Ihnen wirklich geht in Bezug auf das Zusammenleben oder auch nur in Bezug auf bestimmte Möbelstücke. Lassen Sie sich überraschen von der Sprache, die Ihr Körper spricht.

Es braucht dafür wahrscheinlich etwas Zeit, aber auch in Situationen, in denen es wenig Zeit und viel zu erledigen gibt, können Sie lernen, Ihre innere Zeit zu dehnen.

Durch solche Übungen wie die oben beschriebene gewinnen Sie Zeit für sich, und als hochsensibler Mensch haben Sie diese Zeiträume besonders nötig.

Verheiratet und doch zwei Wohnungen – ein neues Modell

Vielleicht sind Sie auch offen für neue Lebensmodelle. Die konventionelle Form des Zusammenlebens in *einer* Wohnung ist heute nicht mehr die einzige Möglichkeit, als Ehepaar zu wohnen. Ich kenne einige Paare, die sich ganz bewusst dafür entschieden haben, dass jeder von ihnen in einer eigenen Wohnung lebt, die direkt neben der des anderen liegt, oder die ein Bauprojekt geplant haben mit zwei getrennten Wohneinheiten, die durch einen Gemeinschaftsbereich (Küche und Aufenthaltsraum) verbunden sind. Mir scheint, durch diese neuen Formen des Zusammenlebens werden viele Konflikte, die durch das alltägliche Zu-wenig-Raum-Haben entstehen, bereits im Ansatz entschärft.

Hier kann man sich fragen, ob es sich bei dieser Art Freiraum durch eigenen Wohnraum nicht eher um eine Flucht handelt und ob es nicht förderlicher für die Entwicklung als Ehepaar wäre, sich diesen Themen zu stellen. Nach meiner Erfahrung ist es jedoch so, dass es in einer Beziehung, in der mindestens einer der Partner hochsensibel ist, immer genug Themen gibt, die diskutiert werden können. In einem Zustand der Ruhe, des Entspanntseins und der Freiwilligkeit ist das eher möglich. Und durch getrennte Wohneinheiten hat jeder der Partner genügend Freiraum, zur Ruhe und Entspannung zu kommen, seinen eigenen Einrichtungsstil zu pflegen, die eigene Musik zu hören, sich zurückzuziehen, wann immer nötig, und zusammenzukommen, wenn man das Bedürfnis danach hat.

Vor allem für Ehen, die erst in reiferen Jahren geschlossen werden, mögen diese neueren Lebensmodelle sinnvoll sein. Immerhin haben dann ja beide Partner bereits einige Jahrzehnte Leben hinter sich und haben ihre eigenen Vorstellungen und Rhythmen entwickelt.

So positiv ein solches Modell in der Vorstellung wirken mag, so liegt dabei doch auch die Tücke im Detail. Vorstellungen haben die Tendenz, dann besonders mächtig zu werden, wenn sie ein Bedürfnis ausdrücken, das gerade zu wenig erfüllt wird. Sollten Sie also momentan unter räumlicher Enge und zu wenig Freiräumen leiden, hat die Vorstellung von getrennten Wohneinheiten sicher eine hohe Faszination für Sie. Umgekehrt gilt: Wenn Sie noch nicht zusammen wohnen, Sie sich aber nichts Schöneres vorstellen können, als miteinander aufzuwachen und Tisch und Bett miteinander zu teilen, dann begeistert Sie diese Möglichkeit wahrscheinlich weniger.

Die Tücke liegt nun darin, dass, sollten Sie eine solche Vorstellung realisieren wollen, Sie nicht genau wissen können, welche Nebenwirkungen, sprich Befindlichkeiten, damit verbunden sind. Es ist wohl ein besonderer Balanceakt, Freiräume auszuleben, ohne in das Gefühl der Einsamkeit und der Unverbindlichkeit abzurutschen. Hier ist besonderes Fingerspitzengefühl gefragt und auch die innere Haltung, dass die äußeren Umstände nicht für die Ewigkeit fixiert sein müssen. Beziehungen sind dynamisch, Persönlichkeiten entwickeln sich, äußere Lebensumstände wie finanzielle Möglichkeiten und familiäre Verhältnisse ändern sich. Ich denke, dass es auch ein lebensfreundlicher Akt ist, diesen Entwicklungen in der Gestaltung der Wohn- und Lebensumstände Rechnung zu tragen. Das heißt nun nicht, dass Sie jedes Jahr umziehen sollten, aber doch von Zeit zu Zeit einmal überprüfen, ob Ihre Wohnsituation tatsächlich noch Ihrer beider inneren Bedürfnissen entspricht.

Ehe und Freiheit

Verbindlich zu sein und dabei eine große innere Freiheit zu bewahren, ist meines Erachtens nach die große Herausforderung an Beziehungen unserer Zeit. Im Grunde genommen stehen moderne Ehepaare täglich vor der Herausforderung, sich gegenseitig in ihrer persönlichen Entwicklung zu unterstützen und dabei doch sich nicht aus den Augen zu verlieren und einen gemeinsamen Weg zu gehen. Dabei spielt die Frage nach dem persönlichen Raum eine große Rolle. Wenn Sie in einem gemeinsamen Haus oder einer Wohnung zusammenleben, halte ich die Einrichtung von Räumen, die Ihnen persönlich zugeordnet sind, für wichtig. Das müssen keine ganzen Zimmer sein, wenn das räumlich nicht möglich ist, sondern es genügt oft schon eine Sitzecke mit Ihrem Lieblingssessel, die zu *Ihrer* Sitzecke deklariert wird. Jeder Mensch braucht einen Ort, an den er sich zurückziehen kann, der von anderen als *sein* Ort respektiert wird und der für ihn eine Qualität von Ruhe und Zufriedenheit bedeutet.

Schauen Sie sich Ihre Wohnräume miteinander einmal mit anderen Augen an. Gibt es vielleicht Möglichkeiten, jeweils eine eigene Ecke für sie und ihn einzurichten? Gehen Sie dabei behutsam und sorgfältig vor. Es muss nichts überstürzt werden – aber vielleicht mögen Sie ja einmal in Katalogen nach einem Lieblingssessel Ausschau halten und sich Ihre Ecke oder Ihren Raum in Gedanken vorstellen und einrichten.

Einen eigenen Raum zu haben hilft, schneller zu sich selbst zurückzufinden, Bedürfnisse besser zu erspüren und sich zu regenerieren. Gestehen Sie sich gegenseitig die Freiheit dazu zu. Sie können sich vielleicht auch ein kleines Studio oder ein Atelier außerhalb Ihrer gemeinsamen Wohnung mieten, als Rückzugs- und Zufluchtsort, oder vielleicht auch, um ein Projekt zu durchdenken. Durch eine solche flexible Gestaltung der äußeren Räume gewinnen Sie auch eine größere innere Flexibilität, die Ihnen dabei helfen kann, die gemeinsame Zeit besser zu schätzen und zu genießen.

13. Sand im Getriebe

Reden hilft?

Betrachten wir einmal ein Klischee: Sie ist deutlich der kommunikativere Teil des Paares, er scheint schon zufrieden zu sein, wenn das Leben ohne große Zwischenfälle seinen ruhigen Gang geht. Und wenn er zufrieden ist, dann gibt es eigentlich auch keinen Grund, darüber zu reden, nicht wahr? Wenn einmal Sand im Getriebe sein sollte, so sollte man am besten *nicht* darüber reden, denn erstens wird durch Reden nichts besser, im Gegenteil, und zweitens scheint er sowieso nicht die Worte zu finden, die dazu dienen, alles wieder ins harmonischere Fahrwasser zu manövrieren. Zu oft hat er schon erlebt, dass ein falsches Wort die wacklige Brücke zwischen ihnen wieder zum Einsturz bringen kann, ein Blick von ihr genügt, um ihm sein Unvermögen in Sachen Kommunikation vor Augen zu führen.

Es ist interessant, dass moderne Menschen vor allem die Ebene der Sprache dazu nutzen möchten, einander nahe zu sein. Weit nach dem limbischen System, mit dem wir Stimmungen und Empfindungen wahrnehmen, und noch weiter zurück nach dem Empfinden von Körperwahrnehmungen ist die Sprache dasjenige Instrument, das am geringsten dazu beiträgt, tiefer liegende Ebenen zu erreichen. Konflikte entstehen aber in der Regel nicht im Sprachzentrum, sodass sie durch dieses Werkzeug nicht behoben werden können, sondern auf anderen Ebenen. Da fühlen wir uns verletzt, nicht wahrgenommen oder gehört, werden traurig oder wütend und wissen oft selbst nicht einmal, warum. Auf der Körperebene bekommen wir vielleicht Herzklopfen, fangen an zu schwitzen, die Verdauung wird problematisch und ständig haben wir Kopfschmerzen … Moderne Menschen meinen oft, sie müssten vor allem kultiviert miteinander reden, und alle Probleme würden sich in Luft auflösen. Verstehen Sie mich recht: Ich bin sehr dafür, viel miteinander zu sprechen, sich auszutauschen und vor allem auch über die Unterschiede in Ihrer Begriffswelt nachzudenken. Aber Reden ist eben nicht alles. Wenn es um Emotionen geht oder wenn der Körper Signale aussendet, hilft manchmal nur eine kräftige Umarmung.

Nun ist es aber nicht ganz so einfach, wenn sie ihm gerade derbe Vorwürfe an den Kopf geworfen hat und ansonsten auch alles dafür tut, nicht liebenswert zu erscheinen. Und es ist zugegebenermaßen nicht leicht, ihm auf eine wertschätzende und zugewandte Art zu begegnen, wenn er gestresst von der Arbeit kommt und seinen abwesenden Gesichtsausdruck trägt. Schauen wir uns doch einmal aus der hochsensiblen Perspektive an, was passiert:

Nehmen wir einmal an, beide Partner sind hochsensibel. Erinnern wir uns an die schmale Komfortzone und die schnelle Überreizbarkeit. Beide Nervensysteme haben den ganzen Tag lang Tausende von Reizen aufgenommen und sind den Anforderungen, die an sie gestellt wurden, begegnet. Vielleicht ist es so, dass sie beide nicht wirklich zufrieden damit sind, wie sie auf bestimmte Dinge des Tages reagiert haben. Da geht ihm noch das Gespräch mit seinem Vorgesetzten durch den Kopf, und insgeheim ärgert er sich, dass er schon wieder einmal nicht deutlich genug gesagt hat, was er wirklich denkt. Und es nagt an ihm, wie sein Chef mit ihm spricht, als wäre er bloßer Befehlsempfänger. Und ständig stellt er sich vor, was er hätte sagen und wie er hätte reagieren können.

Und sie fühlt sich wie aufgerieben von den tausend kleinen Dingen, die sie heute erledigt hat. Sie hat das Gefühl, nicht eine Minute Zeit für sich gehabt zu haben, und außerdem geht ihr die Begegnung mit der Nachbarin nicht mehr aus dem Sinn. Wie hat sie das wohl gemeint, als sie diese Bemerkung über ihre Frisur gemacht hat? Überhaupt fühlt sie sich seit einiger Zeit nicht mehr wohl in ihrem Körper, sie hat zugenommen und fühlt sich nicht mehr begehrenswert.

Das ist der Zustand, in dem beide sich abends wieder begegnen. Als er zur Tür hereinkommt, bemerkt sie innerhalb von Millisekunden seine Gestimmtheit, sieht sein verhärtetes Gesicht und fühlt sich sofort davon abgestoßen. Er dagegen bemerkt das nicht, wohl aber ihre Zurückhaltung, was er als Ablehnung interpretiert, woraufhin er seinerseits mit Rückzug reagiert.

So oder ähnlich erleben hochsensible Paare täglich zahlreiche Situationen, und das, ohne ein Wort miteinander zu sprechen!

Betrachten wir ein anderes Paar: Er ist hochsensibel, sie nicht. Auf seiner Arbeitsstelle fühlt er sich bereits seit längerer Zeit nicht mehr wohl. Der Druck, effektive Ergebnisse mit immer weniger Personal zu erzielen, wächst stetig, Überstunden sind an der Tagesordnung. Bereits jeweils am späten Vormittag fühlt er sich erschöpft, er schläft schlecht und wacht eigentlich, wenn er so recht bedenkt, nie mehr erholt auf. Sorgen um seine Leistungsfähigkeit, zu enge Zeitpläne und mangelnde Wertschätzung seitens seiner Vorgesetzten führen dazu, dass er sich immer in einer Spirale der Überstimulation befindet und sich auch am Wochenende nicht mehr entspannen kann. Weil er so erschöpft ist, lässt er zu Hause alles laufen und beteiligt sich nicht am Haushalt, was ihm ein schlechtes Gewissen beschert, aber er kann auch nichts daran ändern. Die negativen Gedanken lassen ihn kaum los.

Sie hat auch Stress im Büro, es gibt zu wenig Leute für zu viel Arbeit, aber das geht ja allen gleich. Nach ihrem Arbeitstag kann sie die Tür hinter sich zumachen und den Druck im Büro lassen. Sie ist zwar müde, könnte aber auch noch etwas unternehmen, zum Beispiel das neue Restaurant ausprobieren. Es nervt sie, dass sie den Haushalt allein machen muss, schließlich arbeitet sie ja auch. Freunde hatten sie auch schon lange nicht mehr zu Gast, es ist ihm immer alles zu viel, während sie sich auch mit Gästen entspannen kann. Sie würde gern den nächsten Urlaub besprechen, ihr macht die Planung und das Recherchieren Freude, aber aus Erfahrung weiß sie, dass sie einen günstigen Moment bei ihm abwarten muss, um das anzugehen. Die günstigen Momente, in denen er nicht ganz so erschöpft ist wie üblich, werden allerdings immer seltener. Ehrlich gesagt versteht sie nicht, warum er nicht einfach den Augenblick genießen kann und sich immer so viele Gedanken um alles machen muss.

Von Konflikten zu echten Schieflagen

Es kommt immer wieder vor, dass aus scheinbar kleinen Konflikten echte Schieflagen für Beziehungen werden – zuerst nur leicht, sodass man es noch gut ignorieren kann. Auch wenn sich schon manchmal ein ungutes Gefühl leise bemerkbar macht, überhören Sie es vielleicht gern, um des lieben Friedens willen und auch, weil Sie nicht so einfach in Worte fassen können, was Sie doch so genau spüren. Und es ist auch nicht einfach, sich einzugestehen, dass die eigene Beziehung nicht diejenige ist, die man sich erhofft oder die man sich gar vor Gott und der Welt versprochen hat.

Zuerst mag es nur ein kleines Unbehagen sein, ein abschätziger Blick hier und da, ein Zusammenpressen der Lippen bei der Begegnung vor dem Bad, gehäufte Momente des Schweigens, die zu überwinden es einer bewussten Anstrengung bedarf, Missverständnisse, die nicht aus- und besprochen werden, kleine Unachtsamkeiten und lieblose Gesten – die Liste der Dinge, die Ihnen auffallen, kann sehr lang sein. Aber auch wenn sie (noch) kurz ist: In jeder langfristigen Beziehung kommt einmal der Moment, in dem die Leichtigkeit, die Sie einmal hatten, nicht mehr einfach so da ist. Vielleicht gibt es sogar Augenblicke, in denen Sie sich insgeheim eingestehen, dass Sie die Liebe, die Sie einmal für Ihr Gegenüber empfunden haben, nicht mehr spüren, oder dass sie sich zumindest nur als schwacher Widerhall des einstigen Gefühls wiederbeleben lässt.

Der Zeitraum zwischen der ersten leisen Ahnung und dem Eingeständnis mag lang oder kurz sein, erschreckend ist das Ergebnis auf jeden Fall. Es ist nicht mehr, wie es einmal war – da haben Sie sich so bemüht, und obwohl Sie alles in Ihrer Macht Stehende getan haben, es nicht so weit kommen zu lassen, ist es geschehen. Der Prozess ist zumeist schleichend, oft bemerkt man erst sehr viel später, dass man schon lange nicht mehr gemeinsam von Herzen gelacht hat.

Stattdessen mehren sich die kleinen Gehässigkeiten, und die spitzen Bemerkungen nehmen womöglich an Schärfe zu, ohne dass Sie beide einen Weg finden, gegenzusteuern. Wer kennt nicht die lange verheirateten Paare, die schweigend und mit zusammengepressten Mündern nebeneinandersitzen und die wohl vor Jahrzehnten aufgehört haben müssen, an ein liebevolles Miteinander zu glauben.

Wie wohltuend ist es dagegen, ein Paar zu sehen, das permanent mit Worten, Blicken, Berührungen und Gesten in Kontakt miteinander ist. Wenn Sie solchen Paaren begegnen, dann erlauben Sie sich, in diese Atmosphäre von Wohlwollen und liebevoller Zuwendung einzutauchen. Besonders, wenn Sie sich in Ihrer eigenen Ehe eher so wie das andere Paar fühlen sollten, dann machen Sie sich bewusst, dass es auch anderes gibt. Es gibt Zuwendung, Verbindlichkeit, Kontakt ohne Groll. In einer Situation, die einem selbst ausweglos erscheint, hilft es oft schon ein wenig, anderen bei der Gestaltung ihrer Beziehung zuzusehen.

Was Sie in Ihrer Partnerschaft beachten sollten

Es gibt meines Erachtens ein paar Regeln, die Sie beherzigen sollten – in guten wie in schlechten Zeiten:

1. Eine Partnerschaft aufzubauen und zu gestalten heißt nicht zwangsläufig, immer glücklich zu sein. Die glücklichsten Paare sind meiner Ansicht nach diejenigen, die auch das Unglück annehmen können und gleichzeitig den Kontakt zueinander nicht verlieren. Es mag Zeiten geben, da das gemeinsame Unglücklichsein das einzig Verbindende zu sein scheint. Und doch: Wenn es gelingt, ehrlich miteinander darüber zu sprechen, ohne dem anderen Vorwürfe zu machen; wenn man trauern darf um das, was verloren zu sein scheint, ohne mit Neid auf die scheinbar Glücklicheren zu schielen; wenn man das momentane Unglück annehmen kann als eine Wellenbewegung des Lebens, ohne allzu krampfhaft am Glück festzuhalten – dann verlieren auch Zeiten des Unglücks ihren allzu großen Schrecken.

   Wer eine Beziehung eingeht in dem Glauben, damit das Glück gepachtet zu haben, bleibt in einer kindlichen Naivität gefangen. Erst mit den Jahren wird sich herausstellen, ob beide Partner in der Lage sind, gegenseitige Enttäuschungen in eine reifere Beziehung umzuwandeln, die auch gelassen Zeiten des Unglücks hinnehmen und gestärkt daraus hervorgehen kann.
2. Es gibt nur Phasen im Leben. Das Leben selbst besteht aus einer Abfolge einer unendlichen Anzahl an Momenten. An die meisten erinnern wir uns schon nach einem Tag oft nicht mehr. (Oder wissen Sie noch genau, was Sie vorgestern gegessen haben?) Ich würde Sie gerne dazu ein-

laden, sich bewusst zu machen, dass sowohl das Glück als auch das Unglück jeweils nur Momente Ihres Lebens sind. Das eine wie das andere wird irgendwann abgelöst werden durch einen wie auch immer gearteten anderen Moment. Wir können lernen, die Momente des Glücks zu genießen, aber wir sollten sie nicht unbedingt höher bewerten als diejenigen des Unglücks. Dazu fällt mir eine bekannte chinesische Geschichte ein:

Der Bauer und sein Sohn sind sehr arm und leben mehr schlecht als recht. Die einzige Hilfe bei der Arbeit ist ein altes Pferd. Eines Tages läuft dieses Pferd weg. Alle Nachbarn kommen und bedauern den Bauern über dieses Unglück. Der Bauer bleibt ruhig und fragt daraufhin: »Woher wisst ihr, dass dies ein Unglück ist?«

Nach einer Woche kommt das Pferd zurück und bringt zehn Wildpferde mit, die der Bauer und sein Sohn einfangen können. Wieder kommen die Nachbarn. Diesmal gratulieren sie ihm zu diesem Glück. Der Bauer entgegnet: »Woher wisst ihr, dass dies ein Glück ist?«

Beim Zureiten der Wildpferde stürzt der Sohn vom Pferd und bricht sich das Bein. Die Nachbarn kommen gelaufen und bedauern den Bauern wegen dieses Unglücks. Der Bauer entgegnet wiederum: »Woher wisst ihr denn, dass dies ein Unglück ist?«

Dann bricht ein Krieg aus und viele junge Männer sterben – aber nicht der Sohn des Bauern, da er wegen des Beinbruchs nicht in den Krieg ziehen musste.

Versuchen Sie in einem nächsten eher unglücklichen Moment, etwas von dieser Gelassenheit in sich zu finden.

Das gelingt am besten, indem Sie sich vorstellen, Sie würden neben sich stehen und sich selbst beobachten. Fragen Sie sich, ob dieser Moment, der Sie jetzt unglücklich sein lässt, auch in fünf Jahren noch eine Rolle in Ihrem Leben spielen wird. Erinnern Sie sich an Ihre Situation und an Ihr Lebensgefühl von vor fünf Jahren? Wichtige Dinge sind Ihnen bestimmt in Erinnerung geblieben: die Hochzeit, der Hausbau, die Geburten der Kinder, vielleicht auch schon die der Enkelkinder, Ausbildungsabschlüsse, Entscheidungen, die Ihrem Leben eine andere Richtung gaben – dies alles sind die Eckpfeiler Ihres Lebens. Und daneben gibt es noch unzählige andere Momente, an die Sie sich nicht mehr erinnern, die nicht wichtig genug waren, um sich in Ihrem Bewusstsein einzubrennen und die doch auch Ihr Lebensgefühl geprägt haben. Wenn Sie nicht aufpassen, dann bestimmt möglicherweise ein eher ungünstiges Lebensgefühl Ihr Dasein. Auch wenn ringsherum alles zusammenzubrechen droht, geben Sie den äußeren Umständen nicht die Macht, Ihr Lebensgefühl negativ zu beeinflussen. Ich weiß, dass das nicht leicht ist; wir sind meist etwas anderes gewohnt, und doch ist es möglich.

3. Es gibt auch helle Momente in Zeiten, die besonders schwierig und herausfordernd in der Ehe sind. Benutzen Sie Ihre Reflexionsfähigkeit, um danach zu suchen. Und sei es nur, damit Sie bemerken, dass Sie sich stärker im Unglücklichsein fühlen als in früheren Lebensphasen. Gestatten Sie sich zu weinen und die befreiende Kraft der Tränen zu spüren.

Tränen bringen auch etwas zum Fließen, vorausgesetzt, sie rinnen nicht zu oft. Eine Klientin erzählte mir einmal, dass sie in einer der größten Krisen in ihrer Ehe gemeinsam mit ihrem Mann nach Paris fuhr. Diese Tage lagen unter dem Schatten ihres Grolls aufeinander. Trotzdem absolvierten sie ein umfangreiches Besichtigungsprogramm. Als die Frau nach langem Schlangestehen und viel zu vielen Kilometern unter den Füßen tatsächlich im Louvre stand und die Meisterwerke im Original sah, die sie bislang nur aus Katalogen kannte, berührte sie das so stark, dass ihr die Tränen kamen. Die Frau weinte eigentlich selten – umso überraschter war sie, dass sich nun beinahe ungehindert die Tränen ihren Weg bahnten. Weinend ging sie durch die prachtvollen Säle, und Ehrfurcht vor der Geschichte, den Künstlern und ihren Werken erfüllte sie. Ihr persönliches Elend kam ihr in Anbetracht dieser Schönheit klein und unbedeutend vor.

Darum: Besuchen Sie auch gerade dann, wenn es Ihnen nicht gut geht, Ausstellungen oder gehen Sie ins Theater. Dazu braucht es vielleicht etwas Disziplin, aber es geht ja schließlich darum, mit den Dingen in Kontakt zu kommen, die Ihnen zeigen, dass es noch etwas anderes gibt auf dieser Welt als das, was Sie gerade beschäftigt. Außerdem tut es gut zu merken, dass man in seiner Seele noch berührt werden kann, denn in schwierigen Zeiten neigen viele Menschen dazu, sich innerlich zu verhärten.

Neugierig auf sich selbst sein und sich in einem größeren Zusammenhang sehen

Schwierige Zeiten im Leben und auch in einer Partnerschaft sind durch Gefühle der Unsicherheit und Ungewissheit bestimmt. Der

Mensch strebt vor allem nach Sicherheit, das ist eines der grundlegenden Bedürfnisse, wie ich schon beschrieben habe. Dennoch liegt auch gerade in der Unsicherheit und in dem Nichtwissen, wie es weitergeht, eine ganz eigene Qualität. Leonardo da Vinci hat einmal gesagt: »Wir müssen die Qualität von Unsicherheit und Ungewissheit schätzen lernen.« Im positiven Fall können wir lernen, die Unsicherheit nicht als Bedrohung zu empfinden, sondern als Anregung für unsere Neugier. Nicht zu wissen, was als Nächstes geschieht, schult das Sein im Augenblick. (Erinnern Sie sich: Sie haben nur diesen Moment zur Verfügung, und dann den nächsten und so weiter.) Stellen Sie sich ab und zu die einfache Frage: »Ich bemerke jetzt das und das – wie werde ich wohl damit umgehen?«

Neugierig auf sich selbst zu sein bedeutet auch, für möglich zu halten, dass Sie sich in jedem Moment für eine andere Verhaltensweise oder für einen anderen Gedanken entscheiden können, als Sie es bisher von sich gewohnt waren. Überraschen Sie sich selbst, indem Sie bewusst anders handeln, als Sie selbst oder Ihre Umgebung von Ihnen gewohnt sind. Erweitern Sie so Ihre Möglichkeiten.

Lernen Sie, sich in einem größeren Zusammenhang zu sehen. Kein Mensch kann von sich behaupten, dass er losgelöst von der Geschichte auf der Welt ist. Wir alle haben Vorfahren, sind Staatsangehörige eines bestimmten Landes, sprechen eine bestimmte Muttersprache und stehen in einer Ahnenfolge, von der wir ein Teil sind.

Nach uns werden viele andere kommen, die auf dem, was wir hinterlassen haben, ihr Leben aufbauen und daraus neue Ideen für eine Zukunft entwickeln werden, die für uns noch unvorstellbar ist.

Gerade Hochsensible neigen meiner Ansicht nach stark dazu, alles sehr persönlich zu nehmen. Sich in einem größeren Zusammenhang eingebettet zu wissen, entlastet.

Konflikte und Entschleunigung

Und ganz wichtig: Lernen Sie, zu entschleunigen! Viele Konflikte entstehen auch dadurch, dass beide Partner sich in einer Spirale der Eskalation befinden: Ein Wort gibt das andere, die Pfeile, die gegenseitig abgeschossen werden, geraten immer giftiger, eine Kränkung folgt der anderen und auf einmal befindet man sich an einem Ort, wo man gar nicht hinwollte und von dem aus es scheint, als ob es auch keine Rückkehr zur Normalität gäbe.

Wenn Sie beobachten, dass Sie Gefahr laufen, in diese Spirale zu geraten, dann möchte ich Sie dazu einladen, Ihren inneren Beobachter zu installieren und das Geschehen zu verlangsamen. Entschleunigen ist in der Zeit, in der wir leben, allgemein ein großes Thema. Bücher wie *Simplify your life*[16] oder Kurse zu Themen wie zum Beispiel *Stark im Stress* und *Weniger ist mehr* zeigen, dass das Bedürfnis nach Nachhaltigkeit, Verlangsamung und einer höheren Lebensqualität die meisten Menschen in unserer westlichen Kultur bewegt.

Was gesamtgesellschaftlich gilt, gilt auch im Mikrokosmos der Familie und der Partnerschaft. Ich möchte Ihnen gerne an einem Beispiel illustrieren, was ich mit Entschleunigung meine und wie sie aussehen kann:

Ein Paar fuhr über ein paar Feiertage nach Paris. Es ging den beiden keineswegs gut in ihrer Beziehung – schlicht: Sie befanden sich in einer großen Krise. Groll hatte sich gegenseitig aufgestaut, sie hatten beide voneinander das Gefühl, nicht richtig wahrgenommen zu werden und darüber hinaus noch für enttäuschte Erwartungen des anderen verantwortlich zu sein. Aber da sie beide hochsensibel sind, taten sie oft so, als ob nichts wäre, lächelten sich an, sprachen aber kein Wort über das, was sie wirklich im Inneren beschäftigte. Unterschwellig war, jedenfalls für die Frau, immer die Gereiztheit zwischen ihnen spürbar; es brauchte nahezu nichts, um sie sichtbar zu machen. Hochsensibel und empathisch, wie sie ist, reagiert sie in solchen Fällen mit Rückzug. Und auf ihren Rückzug reagiert ihr Mann seinerseits mit Rückzug. Sie können sich vorstellen, dass ein solches Muster nicht gerade dazu beiträgt, in einen guten Kontakt miteinander zu kommen.

Nun waren sie in Paris. Die Frau hatte in ihrer Jugend einmal fast ein halbes Jahr dort gelebt und die Stadt seit nahezu 27 Jahren nicht mehr gesehen. Nun wollte sie sie neu erleben. Es geschah, was oft im Urlaub geschieht: Ohne Beschäftigung, zurückgeworfen auf sich selbst, wurden erst recht viele Missverständnisse und der ganze angestaute Groll sichtbar. Situationen wie folgende waren an der Tagesordnung:

Sie waren bereits seit zwei Tagen in Paris. Tage, in denen es zu viele Kompromisse gab, zu wenig ausgesprochen und zu viel nebeneinanderher gelebt und gelaufen wurde. Am dritten Tag wachte die Frau entsprechend mit einem bitteren Gefühl auf (Überstimulation und langes Nachhallen, Sie erinnern sich), beobachtete jede Regung ihres Mannes und nährte heimlich und innerlich ihre Kritik an ihm. Sie gingen ins nächste Bistro, um ihr Frühstück mit Kaffee und Croissants einzunehmen. Auf dem Weg dorthin gab es zwei bis drei bissige Bemerkungen, die ausreichten, um sie beide in einen gereizten und schlechten Zustand zu versetzen. Schließlich saßen sie im Café, beide in ihr eigenes Schweigen verbissen. Die Sonne schien.

Irgendwann sagte der Mann, ohne sie anzusehen: »Das ist ein schöner Tag heute. Nur nicht für uns.« Und sie sagte dann wahrheitsgemäß: »Ja, es gibt selten noch schöne Tage bei uns.« Worauf er dann schnell zurückschoss: »Zeit, Konsequenzen zu ziehen.«

Zeit, Konsequenzen zu ziehen – der Satz hallte in ihr nach. Bilder von Armut tauchten vor ihrem geistigen Auge auf. Ihre beiden Kinder aus erster Ehe lebten noch bei ihnen; sie wusste, sie würde ihnen allein niemals den Lebensstandard bieten können, den sie gewohnt waren.

Für sie war klar: Sie würde aus dem gemeinsamen Haus ausziehen, mitsamt den Kindern, aber wie sollte sie das Leben neu organisieren, wie sollte sie dieses neuerliche Scheitern der Familie, den Nachbarn, den wenigen, aber guten Freunden oder den Vereinskameraden erklären? Zustände von Trauer, Schwermut und Selbstmitleid konnte sie wahrnehmen, während sie einfach nur so dasaß.

Es dauerte bestimmt zehn Minuten, bis neben diesen Wahrnehmungen auch andere Gedanken und Gefühle sich in ihr regten. Sie spürte die Sonne auf ihrem Gesicht, bemerkte, dass sie trotz allem relativ entspannt in diesem Bistro vor ihrem Kaffee saß, und zugleich konnte sie auch die Not ihres Mannes erkennen. Nach zwei weiteren Minuten, in denen sie diesen neuen Wahrnehmungen und Erkenntnissen nachhing, sagte sie mit einer verbindlichen Geste in seine Richtung: »Es ist doch okay, dass wir beide einfach wissen, dass es uns gegenseitig schlecht miteinander geht. Mehr brauchen wir im Moment doch nicht zu wissen – vielleicht gibt es Konsequenzen, vielleicht auch nicht, aber *jetzt* sitzen wir erst mal hier, und das genügt doch.«

Bitte beachten Sie, dass es gut zehn Minuten gedauert hat, bis sie zu dieser gelassenen Aussage gefunden hat. Aber sie war da, in ihrem Inneren, und hat auf den passenden Moment gewartet.

Das verstehe ich unter Entschleunigen und darunter, im Moment zu sein. Sobald es möglich ist, über die Sinne auch alles andere einzufangen, was diesen Moment ausmacht – nicht nur die gesprochenen Worte, sondern auch, wie in diesem Beispiel, den Sonnenschein und die Umgebung des Cafés einschließlich der Sitzfläche des Stuhles unter ihr –, wurde es möglich, anders zu reagieren und sich in einem größeren Zusammenhang zu betrachten. Im Falle des Paares von oben entspannte sich im Anschluss daran die Situation beträchtlich.

Also: Auch in Zeiten der größten Krise haben Sie immer die Möglichkeit, durch genügend Zeit, durch Verlangsamung, durch das innere Geschehenlassen zu den inneren Räumen vorzudringen, in denen Mitgefühl und Gelassenheit wohnen. Das aber braucht Zeit. Zeit, um zu bemerken, welche Impulse nützlich sind und welche weniger; Zeit, um die inneren Bilder und Ihre Gedanken zu sortieren; und schließlich auch Zeit, um aus der Gelassenheit heraus Sätze zu formulieren, die Ihnen beiden weiterhelfen.

Manchmal reicht die Sprache nicht aus

Ich denke, dass wir unsere vorhandenen Werkzeuge nutzen sollten, und die Sprache ist nur eines davon. Leider wird ihr mitunter zu viel Bedeutung beigemessen. Das ist auch in herkömmlichen Psychotherapien so oder sogar in Mediationsgesprächen in der Paarberatung. Paare suchen Unterstützung und Hilfestellung bei ihren Anliegen und Problemen in der Partnerschaft und geben einem Mediator den Auftrag, zu vermitteln. Ich kenne einige sehr wohlwollende und einfühlsame Mediatoren, die sich ehrlich darum bemühen, beide zu verstehen, wertzuschätzen und einen Weg zu finden, das gemeinsame Leben fortzusetzen. Die meisten von ihnen bedienen sich dabei der Sprache als Instrument. Ich selbst komme ursprünglich aus der Gesprächspsychotherapie, und von daher weiß ich, dass man mit sorgfältiger Sprache in allen ihren Nuancen weit kommen kann, in dem Bemühen, jemanden zu unterstützen. Aber wie jedes Werkzeug ist auch die Sprache begrenzt, und ich denke, dass es nicht immer angezeigt ist, sich nur der Sprache zu bedienen.

Ich habe es bereits an früherer Stelle erwähnt: Immer, wenn Sie oder Ihr Partner oder Ihre Partnerin sehr emotional sind, erreicht man durch Reden nicht unbedingt, dass er oder sie sich beruhigt. Zu leicht werden Worte gewählt, die in einem emotionalen Zustand zu weiteren Missverständnissen führen. Ein achtsames Einbeziehen des Körpers ist meiner Ansicht nach in solchen Situationen sehr hilfreich. Das kann heißen, dass man die Hand auf die seines Partners legt, nicht zu leicht, aber auch nicht zu fest, und nicht streicheln! Im Zustand der Überstimulation kann diese Bewegung schon zu viel sein. Aber zu vermitteln, dass man mit seiner Aufmerksamkeit da ist und das auch durch diese körperliche Geste zu zeigen, hilft oft schon, damit die Wogen etwas geglättet werden.

Auch eine Umarmung sollte sorgfältig und achtsam erfolgen. Ich kenne viele Hochsensible, die Berührungen im Zustand der Überreiztheit nicht ertragen. Vielleicht genügt es stattdessen, einfach die Hand auf den Rücken oder den Oberarm des anderen zu legen und nachzufragen, ob das okay ist. So können Sie Ihrem Gegenüber helfen, in einen ruhigeren Zustand zu kommen, sich körperlich wieder zu spüren, durchzuatmen und *dann* zu reden.

Wenn Sie in Ihrem Leben erfahren haben, dass Ihnen wenig oder gar nicht zugehört wurde und Sie in Ihren Wahrnehmungen nicht oder nur teilweise ernst genommen wurden, dann ist es möglich, dass Sie im späteren Lebensverlauf zwar das Bedürfnis entwickelt haben, endlich einmal über Ihre Sehnsüchte, Gefühle und Gedanken sprechen zu können, aber gleichzeitig auch die Erfahrung gemacht haben, dass das eigentlich nichts nützt und Ihnen trotz aller Bemühungen nicht zugehört wird. Da kann es sehr heilsam sein, zunächst durch Gesten Zuwendung zu erfahren. Und für Ihren Partner gilt: Gehen Sie dabei behutsam vor und erschrecken Sie Ihr hochsensibles Gegenüber nicht durch große Umarmungen, mechanisches Streicheln oder zu festen Druck Ihrer Hände. Bei Hochsensiblen gilt oft der Grundsatz: Weniger ist mehr.

Lassen Sie sich nicht entmutigen, sondern bleiben Sie miteinander in Kontakt und finden Sie Schritt für Schritt heraus, wie viel Berührung der andere je nach Situation verträgt. Möglicherweise brauchen normalsensible Menschen oft kräftigeren körperlichen Kontakt als hochsensible. Finden Sie gemeinsam heraus, was Ihr eigenes Maß ist.

14. Mut zur Wut oder: Wie Abgrenzung gelingen kann

Zwei Möglichkeiten zur Abgrenzung

In der Arbeit mit hochsensiblen Menschen stelle ich immer wieder fest, dass es ein beherrschendes Thema zu geben scheint:

das der Abgrenzung. Der Wunsch nach Abgrenzung kann viele Gesichter haben: Da erzählt mir eine Frau, wie schwierig es für sie ist zu erkennen, wo sie aufhört und wo der andere beginnt. Oder ein Mann berichtet von dem Problem, bei sich zu bleiben und seine Bedürfnisse wahrzunehmen. Oder ein Paar klagt gemeinsam über die gegenseitige Unfähigkeit, einander genug Raum zum Atmen zu lassen. Hinter diesen, im Übrigen sehr verständlichen Schwierigkeiten liegen häufig Abgrenzungsthematiken. Es liegt auf der Hand, dass durch die hohe Wahrnehmungsfähigkeit hochsensible Menschen wie durch einen Trichter alles aufsaugen, was um sie herum geschieht. Und nicht nur die Ereignisse werden aufgenommen, sondern auch die Stimmungen und Gefühlslagen des Gegenübers, der Kollegin, des Nachbarn, des Teenagers im Bus oder des Busfahrers. Ich kenne Hochsensible, die buchstäblich in die Haut des anderen schlüpfen können – auf einmal fühlen sie wie der andere. Auch wenn es bei Ihnen nicht so extrem sein sollte, so hege ich doch die Vermutung, dass es mitunter für Sie nicht so einfach ist, zwischen eigenen und fremden Gefühlen zu unterscheiden.

Schwierigkeiten beim Abgrenzen hängen häufig damit zusammen, dass die Betroffenen in ihrer Kindheit und Jugend Erfahrungen mit Grenzüberschreitungen gemacht haben. Denken Sie an das Kapitel über traumatischen Stress – durch Entwicklungstraumata können gesunde Grenzen zerstört werden. Und im Erwachsenenleben gibt es dann oft nur die Möglichkeit, durch das Ziehen rigider Grenzen eine Art von Seelenfrieden wiederherzustellen: Da werden Kontakte abgebrochen, böse Worte gesagt oder E-Mails geschrieben, da wird auf eine Unstimmigkeit mit wochenlangem Schweigen reagiert, da wird gekündigt, umgezogen oder sich aus dem gesellschaftlichen Leben zurückgezogen. Das alles kann ein Ausdruck von einer Strategie Ihres Nervensystems sein. Es gab einmal eine Zeit, da diese Verhaltensweisen vielleicht überlebenswichtig waren. Aber es handelt sich dabei um rigide Grenzen, eine Art Notfallprogramm Ihres Organismus, wieder in die Balance zu kommen. Ich denke, dass die meisten Hochsensiblen diese Mechanismen so gut gelernt und verinnerlicht haben, dass sie ihnen normal vorkommen. Ich denke aber auch, dass der Druck, eine starke (rigide) Grenze zu ziehen, aus einem inneren Zwang heraus geschieht und nicht aus einer Freiheit, welche die Fülle des Lebens zur Verfügung hat. Es mag schon Situationen geben, in denen es richtig erscheint, den Kontakt zu einem Menschen auf Eis zu legen oder abzubrechen – manchmal ist es ein Ausdruck von Reife, manchmal einer von Verzweiflung. Es lohnt sich, aus der inneren Reife heraus Entscheidungen zu treffen und nicht aus einer inneren Not.

Durch Erfahrungen geprägt, gibt es also zwei Varianten: Zum einen die Möglichkeit, sich für strenge, rigide Grenzen zu entscheiden. Da mag es vorkommen, dass jemandem bereits ein *falscher* Blick genügt, damit er sich abwendet. Ein unangenehmes Gespräch kann dazu führen, den Kontakt ganz infrage zu stellen oder sogar rigide abzubrechen. Ein extremes Beispiel: Sie fühlt sich schon seit einiger Zeit von ihm nicht mehr wahrgenommen und, wenn sie es recht bedenkt, auch nicht mehr begehrt. Sie spürt das an der fehlenden Wertschätzung und dem abwesenden Blick ihres Mannes. Alles ist nur noch auf das Funktionieren ausgelegt, und sie, als hochsensibler Mensch, nimmt die Nuancen der Abwertung sehr genau wahr. Ein paar Wochen hält sie es aus, ihre Beobachtungen für sich zu behalten, aber dann kommt ein Sonntagmorgen, an dem sie ihm ihre Gedanken und Gefühle mitteilt. Zugegeben, es kommt nicht so empathisch daher, wie es eigentlich gedacht war, denn sie trägt diese Dinge ja schon ziemlich lange mit sich herum und es hat sich eine gute Portion Groll in ihre Wahrnehmungen gemischt, aber endlich sagt sie ihm, wie es in ihr aussieht. Seine Reaktion: Schweigen, abgewendeter Blick, verschlossenes Gesicht, verkrampfte Körperhaltung. Er hört sich an, was sie zu sagen hat, steht dann wortlos auf und lässt sich den ganzen Tag nicht mehr blicken. Anschließend spricht er zwei Wochen lang kein Wort mit ihr, um eines Tages ohne Erklärungen zur früheren Tagesordnung überzugehen.

Und zum anderen gibt es die Variante, gar keine Grenzen ziehen zu können. Da bemerken die Betroffenen nicht einmal, dass alle Menschen sich ständig Grenzüberschreitungen erlauben, und sie sind nicht in der Lage, dem Einhalt zu gebieten. Erst viel zu spät, in einem Burn-out vielleicht oder einer Depressionserkrankung, stellen sie mit therapeutischer Hilfe fest, dass sie keine Grenzen setzen können. Grenzenlos zu sein heißt, sich nicht zu spüren, mit der Umgebung zu verfließen, eigene Bedürfnisse zu unterdrücken und nicht wahrzunehmen, was mit ihnen geschieht.

Menschen, deren Grenzen durch traumatischen Stress zerstört wurden, pendeln oft zwischen rigiden Grenzen und Grenzenlosigkeit hin und her. Das sind zwei Extreme, zwischen denen sich das Leben zwar einrichten lässt, welches aber alle Nuancen dazwischen ausblendet. Dass es noch eine dritte Möglichkeit gibt, zeigt uns die Natur.

Die Stare von Brighton

In der englischen Hafenstadt Brighton ereignet sich regelmäßig ein Phänomen, das Scharen von Touristen in die Stadt zieht: Stare sammeln sich, um gen Süden zu ziehen. Doch bevor sich die Zugvögel auf die Reise machen, führen sie eine Art Tanz auf. In immer neuen Formationen fliegen sie über die Bucht von Brighton, wie auf ein unsichtbares Signal hin ändert der ganze Schwarm plötzlich die Richtung, ballt sich zusammen, zieht sich wieder auseinander, bildet eine Wolke von unzähligen Vogelkörpern und scheint einer geheimen Choreografie zu folgen. Das Bemerkenswerte dabei ist, dass die Vögel immer den gleichen Abstand zueinander wahren. Und nicht nur das – der Abstand zwischen den einzelnen Vogelkörpern ist exakt die Distanz, die jedem Vogel die größtmögliche Sicherheit bietet. Mit diesem Abstand ist gewährleistet, dass jedes Mitglied des Schwarms unverzüglich auf Kursänderungen reagieren kann. Sie sind ständig in Bewegung, und doch bleibt jeder für sich. Die Stare von Brighton sind ein eindrückliches Beispiel dafür, wie die Balance zwischen Nähe und Distanz gelingen kann.

Die dritte Möglichkeit, wie Hochsensible mit Grenzen umgehen können, möchte ich die verbindenden Grenzen nennen. Verbindende Grenzen zu haben heißt, sich bewusst zu sein, wo ich bin und wo der andere anfängt. Für mich zu sein, um atmen zu können, aber auch gleichzeitig dazuzugehören. Nicht zu verschmelzen, sondern einen gesunden Abstand zu wahren, der es den Betroffenen ermöglicht, eine rasche Kursänderung vorzunehmen und flexibel auf die Erfordernisse des Lebens zu reagieren. Dabei und trotzdem für sich zu sein und sich zu spüren – das heißt es, verbindende Grenzen zu leben.

Jemand, dessen Grenzen zerstört wurden, muss das erst lernen. Sie haben in diesem Buch bereits einige Möglichkeiten kennengelernt, wie Sie eine neue Erfahrung mit Ihren Grenzen machen können. Ich möchte sie Ihnen hier noch einmal ins Gedächtnis rufen:

- Den inneren Beobachter einschalten,
- Körpersignale wahrnehmen,
- Ihre Erfahrungen mit Grenzen oder Grenzverletzungen analysieren,
- sich nicht nur auf die Sprache verlassen,
- neue Erfahrungen in Ihr Leben einladen und neugierig auf sich selbst werden.

15. Das Weibliche, das Männliche und die Hochsensibiliät

Nicht nur geschichtliche und gesellschaftliche Entwicklungen, sondern auch Ihre Art, Mann oder Frau zu sein, beeinflusst Ihre Beziehungen. In unseren (ebenfalls historisch gewachsenen) Vorstellungen sind die Ansichten, was männlich und was weiblich ist, fest verankert. Eigenschaften wie Durchsetzungsvermögen, Klarheit, Struktur und Sachlichkeit werden eher als männlich angesehen, während der Weiblichkeit vor allem alles Emotionale zugeordnet wird. Auch Jahrzehnte der Gleichstellung zwischen den Geschlechtern, die Öffnung aller Bildungswege für Mädchen und alles feministische Gedankengut haben daran nicht wirklich etwas geändert. Im Gegenteil, ich beobachte, dass viele junge Paare wieder eine traditionelle Rollenteilung in ihrer Partnerschaft anstreben. Die Jahrzehnte des Aufbruchs scheinen vorbei zu sein. Für junge Frauen und Männer scheint die Emanzipation in eine neue Phase eingetreten zu sein: Sie können sich dafür entscheiden, wieder ein konservatives Leben mit althergebrachten Vorstellungen von Männlichkeit und Weiblichkeit zu führen. Vor einigen Jahren war das so noch nicht möglich, ohne befürchten zu müssen, von gleichaltrigen Freunden und Freundinnen belächelt zu werden.

Sie sind als Mädchen oder als Junge geboren, und wahrscheinlich haben Sie schon früh gelernt, dass es einen Unterschied macht, in einem weiblichen oder in einem männlichen Körper zu stecken. Die Frauenbewegung der Siebzigerjahre wurde nicht müde, darauf hinzuweisen. Ich gehe davon aus, dass die Art und Weise, wie wir in unserem Erwachsenenleben partnerschaftliche Beziehungen gestalten, auch durch unser Verständnis vom eigenen Geschlecht beeinflusst wird. Sind Sie gerne Mann oder Frau? Wenn ich mich an meine Schulzeit erinnere, dann fällt mir eine Freundin ein, die im Grunde gerne ein Junge gewesen wäre. Sie trug Latzhosen, kletterte auf die höchsten Bäume, trug die Haare kurz und tat auch sonst alles, um kein *typisches* Mädchen zu sein. Sie fühlte sich offenbar nicht wohl mit ihrem natürlichen Geschlecht und irgendwann verriet sie mir, dass ihre Eltern eigentlich gerne einen Jungen gehabt hätten. Es braucht nicht viel Fantasie, um sich vorzustellen, dass diese Einstellung zu sich selber als Frau auch ihr späteres Liebes- und Beziehungsleben prägte.

Sensibilität – in der Gesellschaft wenig gefragt

In meiner Arbeit begegne ich häufig Menschen, die eine brüchige Beziehung zu ihrem eigenen Geschlecht haben. Ein hochsensibler Klient, mit dem ich an der Entwicklung einer beruflichen Vision arbeitete, erzählte mir, er leide darunter, dass die Gesellschaft so männlich orientiert sei. Es würden weibliche Eigenschaften fehlen. Ich teile diese Ansicht in vielen Aspekten, aber bemerkenswert fand ich, dass er als Mann diese Meinung vehement vertrat. Ganz ungeachtet von dem gesellschaftlichen Aspekt war diese Äußerung die Einladung, über seine eigene Geschlechteridentität nachzudenken. Es stellte sich heraus, dass er im Grunde genommen nicht gerne ein Mann war.

Gerade hochsensible Männer sind oft zerrissen zwischen den gesellschaftlichen Erwartungen, die ihnen sagen, wie ein Mann zu sein hat, und dem Empfinden von zahlreichen, als weiblich eingestuften Eigenschaften, die sie an sich bemerken. Sie wissen oft nicht, für welche Seite sie sich entscheiden sollen, und es mag sich für Betroffene so anfühlen, als ob sie sich entscheiden müssten, als ob ein Entweder-oder von ihnen gefordert würde. Meiner Meinung nach nehmen gerade hochsensible Männer sehr genau wahr, dass Sensibilität nicht zu den Eigenschaften gehört, die sie als Mann im Übermaß haben sollten.

Es ist leider immer noch so, dass in unserer westlichen Gesellschaft die Eigenschaft der Sensibilität keinen hohen Stellenwert genießt. Jemand, der sehr sensibel ist und merkt, dass dieser Teil von ihm nicht erwünscht ist, hat praktisch nur zwei Möglichkeiten: Entweder er entscheidet sich dafür, alles das, was sensibel wirken könnte, zu verstecken, oder er rebelliert und entscheidet sich aus einer Trotzreaktion heraus gerade dafür, besonders sensibel zu sein. Diese Art Entscheidungen werden meistens nicht bewusst getroffen, sondern der Organismus, man könnte auch sagen, die Seele des Betroffenen, macht bestimmte Erfahrungen und wählt dann den Weg, welcher der Persönlichkeitsstruktur entspricht. So gesehen haben alle Verhaltensweisen ihre eigene Logik, die in der Persönlichkeit des Betroffenen wurzelt. Sie kann nur verstanden werden, wenn man sich die Mühe macht, tiefer in die Entwicklung der Persönlichkeit des Menschen einzudringen und wertfrei zu betrachten, welche Erfahrungen dazu beigetragen haben, dass er oder sie sich zum jetzigen Zeitpunkt so oder so verhält.

Eine kleine Reise

Ich möchte Sie darum auf eine kleine Reise mitnehmen. Die Reise beginnt mit Ihrer Geburt. Wissen Sie, ob Ihre Eltern sich ein bestimmtes Geschlecht für Sie gewünscht haben? Hatten Sie das Gefühl, in Ihrem Wesen willkommen zu sein? Was beobachteten Sie an Ihren Eltern, als Sie Kind waren? Hatten Sie den Eindruck, dass sich Ihre Eltern als Mann oder Frau wohlfühlten? Oder haben Sie eher gespürt, dass sie mit sich selbst uneins waren und dass sie dadurch möglicherweise Spannungen in die Familie brachten? Welche Vorbilder, männliche und weibliche, hatten Sie? Wie wirkte das andere Geschlecht auf Sie? Welche Erfahrungen haben Sie mit Frauen und Männern gemacht?

Die Beschäftigung mit diesen Fragen soll Sie dazu anregen, sich über Ihre grundlegende Einstellung zum eigenen und zum anderen Geschlecht bewusst zu werden. Sowohl in meiner Arbeit als auch in meinem privaten Umfeld habe ich mehr als einmal erlebt, dass in einer stillen Minute eine Frau die Aussage machte: »Wenn ich ganz ehrlich bin, dann machen mir Männer eher Angst.« Oder auch: »Wenn ich jetzt so darüber nachdenke, dann habe ich eigentlich noch nie positive Erfahrungen mit Männern gemacht.« Oder ein Mann sagte zum Beispiel: »Ich tue zwar so, als wäre ich einfühlsam und um Verständnis bemüht, aber im Grunde genommen verstehe ich Frauen nicht. Sie sind mir allesamt ein Buch mit sieben Siegeln.«

Diese Art von Ehrlichkeit könnte der Boden für eine aufrichtige und nützliche Auseinandersetzung für Ihre jetzige Partnerschaft sein. Und der zweite Effekt ist der, dass Sie im Rückblick Ihre bisherigen Beziehungen besser verstehen lernen. Möglicherweise sind sie ja unter anderem auch daran gescheitert, dass Sie sich nicht bewusst waren, wie Sie zum anderen Geschlecht stehen.

Für das Gespräch zu zweit

Die oben genannten Fragen können auch eine Anregung für ein authentisches und transparentes Gespräch mit Ihrem Partner oder Ihrer Partnerin sein. Reservieren Sie sich für ein solches Gespräch einen Abend zu zweit und sorgen Sie dafür, dass Sie nicht gestört werden. Vielleicht mögen Sie sich wieder einmal besonders um eine schöne Atmosphäre bemühen, vielleicht möchten Sie aber auch Ihren Lieblingsitaliener besuchen. Wichtig ist, dass Sie beide in einem möglichst entspannten Zustand sind. Suchen Sie sich deshalb einen Tag aus, an dem nicht allzu viel los ist. Sie können auch, wenn es Ihnen Spaß macht, Kärtchen mit einzelnen Fragen vorbereiten, die Sie zu jedem Gang servieren und miteinander besprechen. Und dann erforschen Sie miteinander einige der obigen Fragen. Kommen Sie zusammen der Geschichte Ihrer Weiblichkeit bzw. Ihrer Männlichkeit auf die Spur und überlegen Sie gemeinsam, wie sich diese Geschichte auf Ihre Beziehung auswirkt.

Mir ist bewusst, dass solche Gespräche in vielen Beziehungen nicht unbedingt üblich sind. Vielleicht müssen Sie sich auch erst langsam an eine Form der Aufrichtigkeit herantasten, die für die Beantwortung solcher Fragen möglich ist. Setzen Sie sich deshalb kleine Schritte. Zu Beginn kann es schon ein Abenteuer sein, für sich allein über diese Dinge nachzudenken. Vielleicht mögen Sie sich eine Art Tagebuch anlegen, in dem Sie schriftlich über diese Fragen nachdenken.

Wahrscheinlich wird dann mit der Zeit in Ihnen der Wunsch reifen, Ihrem Partner oder Ihrer Partnerin davon zu erzählen. Dann können Sie zunächst von sich selbst und Ihren Erfahrungen berichten und laut darüber nachdenken, wie Sie wohl zu dem Mann oder der Frau geworden sind, die Sie jetzt sind. Gehen Sie langsam vor und stoppen Sie, wenn Sie merken, dass Ihr Partner oder Ihre Partnerin von Ihren Gedanken irritiert ist. Vielleicht erleben Sie auch eine Überraschung und Ihr Partner oder Ihre Partnerin ist mehr als bereit zu dieser Art von Reflexion.

Natürlich sind Sie keine Therapeutin oder kein Therapeut für Ihren Partner oder Ihre Partnerin, trotzdem scheint es mir für eine lebendige Partnerschaft wichtig, neugierig zu sein auf diesen Menschen und seine Entstehungsgeschichte.

Wenn Sie zu den hochsensiblen Menschen gehören, die tiefe Gespräche schätzen, dann wird Ihnen diese Einladung gefallen. Vielleicht gehören Sie aber auch zu denjenigen, die diese Intimität und Nähe als zu intensiv erleben. Vor allem, wenn Sie ein Mann sind und Ihre Sensibilität verstecken mussten, könnte das Sprechen darüber irritierend und bedrohlich wirken, so als wären Sie auf einmal schutzlos ausgeliefert. In dem Fall bitte ich Sie, einfach ehrlich zu sein und vielleicht Sätze zu sagen wie: »Das ist jetzt völlig ungewohnt für mich und ich brauche etwas Zeit, darüber nachzudenken.« Manchmal genügt es auch, erst einmal mit offenem Herzen zuzuhören.

Ich habe an mir feststellen müssen, dass ich es zwar sehr genießen konnte, tiefe Gespräche mit jemandem zu haben, der mir *sein* Inneres öffnete, aber im Gegenzug war ich längst nicht bereit, mich ebenfalls zu öffnen. Es fiel mir in einer früheren

Phase meines Lebens sehr viel leichter, Verständnis und Empathie für jemand anderen aufzubringen, und ich mochte das Gefühl, wichtig zu sein und Vertrauen zu genießen. Das hatte zur Folge, dass ich nach außen hin sehr distanziert wirkte, obwohl ich das eigentlich gar nicht wollte.

Ich denke, dass sich Hochsensible oft in diesem Spannungsfeld wiederfinden: von anderen etwas zu erwarten oder zu wünschen, was sie selbst nicht leisten können oder wollen. Es scheint so zu sein, als ob sie zunächst vom Gegenüber ein einladendes Verhalten empfangen müssten, bevor sie selbst ein solches zeigen können. Ich bin mir nicht ganz sicher, ob es sich dabei wirklich um eine Eigenart handelt, die dem Persönlichkeitsmerkmal der Hochsensibilität geschuldet ist. Grundsätzlich ist es ja denkbar, dass dieses Verhalten auch bei Normalsensiblen auftritt, und ich gehe auch davon aus, dass es das tut. Allerdings macht mich etwas stutzig: nämlich die Unnachgiebigkeit, die Hochsensible an den Tag legen. Mir scheint in diesem Zusammenhang das gleiche Phänomen beobachtbar, das ich bereits im Kapitel über die Freundlichkeit beschrieben habe und das meines Erachtens auch etwas mit rigiden Grenzen zu tun hat: Unbeantwortete Bedürfnisse führen zu einer inneren Verhärtung als Überlebensstrategie ihres Systems. Und diese Verhärtung kann sich in einer unnachgiebigen Haltung zeigen.

Gefährliche Einseitigkeit

Noch einen anderen Gedanken möchte ich Ihnen an dieser Stelle mitgeben: Die Vorstellungen, die Männer und Frauen vom jeweils anderen Geschlecht haben, können leicht dazu führen, etwas zu erwarten, was sie sich bewusst kaum einzugestehen wagen:

Da wünscht sich eine Frau einen sensiblen, einfühlsamen und fürsorglichen Partner, und kaum hat sie einen solchen und es sind ein paar Jahre vergangen, schleicht sich vielleicht ein diffuses Gefühl der Unzufriedenheit ein. Irgendwann muss sie sich eingestehen, dass sie doch auch eine Art männliche Durchsetzungskraft vermisst.

Oder ein Mann wünscht sich eine Frau, mit der er Pferde stehlen kann, und nach einiger Zeit der gemeinsamen sportlichen Aktivitäten wünscht er sich insgeheim doch vielleicht eine Partnerin, die ihre Weiblichkeit mehr lebt.

Meines Erachtens scheitern Beziehungen zu oft an der Einseitigkeit der Rollenerwartungen, die die Partner gegenseitig haben. Ich möchte Sie gerne dazu ermutigen, sich selbst und Ihren Partner oder Ihre Partnerin mit erweitertem Blick zu sehen und die Rolle, in der Sie sich jeweils befinden, zu hinterfragen. Dadurch erlangen Sie beide eine größere Freiheit im Bezug aufeinander, ohne die Verbindlichkeit zueinander zu gefährden.

Alles, was einseitig gelebt wird, gewinnt einen Hang zur Destruktivität. Eine intensiv gelebte Weiblichkeit, betont durch Äußeres und eine zur Schau getragene Hingegebenheit, ist genauso einseitig wie eine überbetonte Machohaftigkeit. Schon Freud wusste, dass in jedem Menschen sowohl das Weibliche als auch das Männliche angelegt ist, unabhängig vom biologischen Geschlecht. Letztlich geht es darum, sich selbst ganz zur Verfügung zu haben und nicht eine Seite in sich verkümmern zu lassen.

III. Die eigene Hochsensibilität schätzen lernen – und ein zufriedenerer Partner werden

1. Sie sind ein Weltwunder

Die Palette der Wahrnehmungen fühlt sich oft so überflutend an, dass viele Hochsensible sich wünschen, davon befreit zu sein. Nach einem Vortrag kam einmal eine junge Frau zu mir und fragte mich, ob es denn keine Möglichkeit gäbe, nicht mehr so viel zu fühlen. Angesichts dieser und ähnlicher Fragen fühle ich mich regelmäßig etwas hilflos. Durch Anliegen solcher Art drückt sich im Grunde die Verzweiflung darüber aus, so viel empfinden zu *müssen* und nicht wählen zu können, was man empfinden will und was nicht. Der Wunsch, das lange Nachhallen oder grundsätzlich die Wahrnehmungsfähigkeit nicht mehr zu haben, gleicht meiner Meinung nach dem Versuch, mit nur einem Arm zu leben. Der Wunsch, etwas, was doch zu Ihnen gehört, zum Teil nicht mehr haben zu wollen, käme einer Amputation gleich.

Es ist meiner Ansicht nach schlichtweg nicht möglich, von einer Veranlagung oder einem Charakterzug nur das Positive haben zu wollen und die Kehrseite der Medaille abzuweisen. Es geht also darum, die Veranlagung der Hochsensibilität als *Ganzes* schätzen zu lernen. Doch wie macht man das nun?

Zunächst geht es um die einfache Beobachtung dessen, was ist. Werden Sie ein wenig neugierig auf sich selbst und blicken Sie staunend auf dieses Wunder, das Sie sind. Stellen Sie sich vor, Sie besichtigen eines der sieben Weltwunder. Sie wissen, dass ein Gremium von einflussreichen Wissenschaftlern, Künstlern und Politikern dieses Gebäude, dieses Naturschauspiel zu einem Weltwunder erklärt hat, und nun stehen Sie davor und Ihnen wird klar: Das ist etwas Bedeutendes, was Sie da anschauen. Auch wenn das, was Sie da sehen, Sie vielleicht nicht auf den ersten Blick begeistert, mit der Zeit und dem Blick für die Details werden Sie wahrscheinlich gerade die Eigentümlichkeit des Gegenstandes sehen und schätzen lernen.

Sie erinnern sich vielleicht noch an die Zeit, als Sie frisch verliebt waren. In Ihren Augen schien der Gegenstand Ihrer Verehrung vollkommen zu sein. Und Sie erlebten wahrscheinlich, dass auch Sie vollkommen für den anderen waren. Sie fühlten sich getragen von einer Welle der Wertschätzung und des Begehrens. Vielleicht standen Sie damals auch staunend wie vor einem Weltwunder und Sie selbst hatten auch Weltwunderqualitäten für Ihr Gegenüber. Damals wollten Sie alles über dieses Weltwunder Mensch erfahren, es gab nichts, was Sie nicht interessiert hätte. Auf einmal gingen in Ihnen Räume des Vertrauens und der Zuversicht auf.

Auch wenn diese Zeit schon länger zurückliegen sollte – wenn Sie sich Fotos aus der Zeit Ihrer Verliebtheit ansehen, dann erinnern sich Ihr Herz und Ihr Körper sicher wieder daran.

Mit genau diesem vorurteilsfreien Blick können Sie auch auf sich selbst schauen. Betrachten Sie einfach dieses Gesamtkunstwerk, das Sie sind, und staunen Sie über die Vielfalt der Möglichkeiten, die in Ihnen angelegt sind. Auch zu dem, was Sie eigentlich nicht so sehr an sich mögen, können Sie vielleicht diesen staunenden Blick einnehmen, so als würden Sie sich gerade erst kennenlernen. Sich selbst als Weltwunder zu betrachten, hat nichts mit Arroganz zu tun, sondern vielmehr mit der Achtung vor der Schöpfung. Sie sind so gemeint, wie Sie sind, und Sie haben auch eine gewisse moralische Verantwortung sich selbst gegenüber. Mit seinen Pfunden zu wuchern und sie nicht etwa zu vergraben, sodass sie keine Zinsen tragen, nützt Ihnen, Ihrer Partnerschaft und der Welt.

Vielleicht braucht es am Anfang etwas professionelle Unterstützung von Seelsorgern oder psychologischen Fachleuten, um Ihnen die Sicht auf dieses Weltwunder zu ermöglichen, aber es gibt bestimmt dann einmal den Punkt in Ihrem Leben, an dem Sie selbstbestimmt und freiheitlich *mit* Ihrer Hochsensibilität Ihr Leben gestalten.

Freuen Sie sich schon jetzt darauf: Es gibt einen Weg, der nur für Sie bestimmt ist und auf dem Sie nichts verleugnen, abspalten oder befürchten müssen, sondern rein Sie selbst sein können, mit allem, was in Ihnen ist.

2. Über das Echte

Waren Sie damals, in der Zeit der Verliebtheit, wirklich Sie selbst? Oder sind Sie jetzt mehr Sie selbst als damals, jetzt, wo Sie nicht mehr geistreich, witzig und schön sein müssen, sondern schon so viel Alltag zwischen dem Damals und dem Heute liegt, dass es scheint, als lägen Weltmeere dazwischen?

War es nicht auch Ihre Idee, den einen Mann zu finden, der Sie liebt, so wie Sie sind, mit dem Sie ein nie endendes Gespräch haben, der Sie verehrt und der Ihre ganzen Kompliziertheiten als etwas Besonderes schätzt? Und mit dem Ihre Beziehung auch nach dreißig Jahren noch so frisch und jung ist wie am ersten Tag?

Und wollten Sie nicht mit der Frau Ihr Leben teilen, die schön, klug, begehrenswert, humorvoll ist, mit der man aber auch Pferde stehlen kann und die nach dreißig Jahren noch genauso aussieht wie am ersten Tag?

Es mag sich bei diesen Aufzählungen um Klischees handeln, aber tief in jedem von uns schlummern solche Vorstellungen und warten auf den Tag, an dem sie geweckt werden. Wer sind Sie denn nun wirklich? Die- oder derjenige, auf die oder den diese Bilder zutreffen, oder tun Sie für eine Zeit lang so als ob? Meistens kennt man die hervorstechendsten Charaktereigenschaften von sich selbst und anderen Menschen. Obwohl wir meistens sagen können, ob wir großzügig, tolerant, einfühlsam oder redegewandt sind, fällt es uns schwer, genau voraussagen zu können, was zum Beispiel mit der Einfühlsamkeit passiert, wenn wir jemandem begegnen, der schlecht drauf ist. Auch wenn wir meinen, in solchen Momenten gerade unseren Charakter zu zeigen, so neige ich doch zu der Vermutung, dass Sie auch dann nur einen Teil von sich zeigen. Es gibt den Teil, in dem Sie schön, geistreich, humorvoll und tiefgründig sind, und daneben gibt es auch noch ganz viele andere Teile in Ihnen, die noch auf Entdeckung warten.

Was ist echt und was eine Anpassungsleistung? Manchmal sind die Grenzen fließend. Daher finde ich es lebensfreundlich, von verschiedenen Anteilen zu sprechen. Je nach Situation wird der eine oder andere Anteil in einem zum Leben erweckt. Je nachdem, wie stark ein bestimmter Anteil gefordert ist, wird sich vielleicht nach ein paar Jahren das Gefühl einstellen, man sei so. Zum Beispiel praktisch, handwerklich begabt, eine gute Köchin, eine passable Mutter, eine gute Tänzerin (oder ein extrem miserabler Tänzer) und dergleichen Zuschreibungen mehr.

Ich lade Sie ein, ab und zu ein wenig Abstand zu den Teilen zu gewinnen, die in Ihrem Leben nach außen hin die sichtbarsten sind, und den Teilen in Ihnen, die nicht so recht zum Zuge kommen, die Ehre zu geben, sich zu zeigen. Das verlangt etwas Mut, denn Reaktionen der Umwelt sind vorprogrammiert. Werden Sie die Partnerin oder der Partner, den Sie selbst gerne hätten, mit Freiheit, Weisheit, Verbindlichkeit, verbindenden Grenzen und dem Bewusstsein über Ihre Wellen und Phasen.

3. Was Tomatensoße mit Partnerschaften zu tun hat

Wenn Sie hochsensibel sind, dann wird es Ihnen möglicherweise öfters gehen wie mir: Sie haben viel zu viele Gedanken im Kopf, in Ihnen herrscht ein chaotisches Durcheinander von einzelnen Gedankenfäden, die sämtlich mit Emotionen verknüpft sind. Manchmal sehen Sie den berühmten Wald vor lauter Bäumen nicht mehr. Es gibt Tage, da besteht dieser Zustand bereits vor dem Aufstehen und begleitet Sie auch den Tag über. Für die meisten Hochsensiblen, die mir begegnet sind, ist es schwer zu akzeptieren, dass es mitunter Tage wie diese gibt, ohne dass es dafür einen besonderen, das heißt wahrnehmbaren und nachvollziehbaren Grund gäbe. An solchen Tagen scheinen selbst bewährte Strategien wie Atemübungen, Meditationen und Entspannungsrituale wenig zu helfen. Deshalb möchte ich Ihnen auch nicht noch mehr von ähnlichen Methoden und Strategien vorschlagen; viel hilft nicht immer viel.

Aber ich habe festgestellt, das mir persönlich etwas hilft, was vielleicht etwas seltsam klingen mag: kochen. Ich liebe Kochbücher und habe bereits viele davon. Jeder Besuch in einer Buchhandlung endet gewöhnlich damit, dass ich ein neues Kochbuch in die vorhandenen drei Meter einreihen darf. Ich erlebe das Lesen von Kochbüchern, die sorgfältige Gestaltung, die ästhetischen Bilder und die stimmig eingefügten Texte als extrem inspirierend. Kaum habe ich ein neues Kochbuch erstanden, möchte ich auch einige der Rezepte darin ausprobieren. Obwohl es mich etwas Überwindung kostet, Töpfe hervorzuholen, Messer und Schneidebretter schmutzig zu machen und die Zeit zu erübrigen, stelle ich fest, dass diese Beschäftigung mich sehr zufriedenstellt. Und zwar mehr, als es jede Atemübung könnte. Kochen befreit mich von dem Chaos im Kopf, es beruhigt mich, ist äußerst kreativ und sorgt dafür, dass ich mich wieder besser spüren kann. Ich erinnere mich daran, dass ich aus mehr bestehe als aus den Gedankenspiralen, die sich gerne mal verselbstständigen.

Ich habe beobachtet, dass ich in sehr belasteten Zeiten nicht mehr koche. Dann ist mir alles zu viel, ich vergrabe mich in meinen (finsteren) Gedanken und Gefühlen und bringe schlichtweg nicht die Energie auf, Neues auszuprobieren. Ich denke, wir neigen alle dazu, uns in solchen Momenten von den Dingen abzuschneiden, die uns eigentlich guttäten. Sie müssen ja nicht wie ich Kochbücher mögen, aber vielleicht gibt es auch in Ihrem Leben Dinge, die Sie nicht mehr tun, wenn es Ihnen gerade nicht so gut geht. Ob es sich um einen kleinen Spaziergang handelt, die Pflege von guten Freundschaften, den Besuch von Ausstellungen oder das Lesen guter Bücher – auch wenn Sie diese Dinge normalerweise gut in Ihrem Leben integriert haben, möglicherweise vernachlässigen Sie sie, wenn Sie einen Chaostag haben.

Es ist meines Erachtens hilfreich, sich gerade dann aufzuraffen und etwas zu tun, was Sie zufriedenstellt. Auch wenn das bedeutet, dass Sie weniger geschafft bekommen, als Sie sich vorgenommen haben, oder wenn sich das Gefühl einstellt, dass dieser Tag verloren ist, weil Sie langsam und scheinbar ineffizient vor sich hin dümpeln. Machen Sie sich bewusst, dass es auch wieder andere Tage geben wird, an denen Sie gut und gern doppelt so viel schaffen wie geplant. Meiner Erfahrung nach hegen Hochsensible zwar den Anspruch, stets allen Erwartungen, auch den eigenen, gerecht zu werden und eine konstant gute Leistung zu zeigen, aber die Realität zeigt, dass die Tagesform höchst unterschiedlich ist. Es ist meines Erachtens sinnvoller, wenn Hochsensible in diesen verschiedenen Rhythmen mitschwingen, als wenn sie sich permanent zwingen, Leistungen zu vollbringen.

Ich spreche Ihnen hiermit also nicht zum ersten Mal in diesem Buch die Einladung aus, Ihren ganz eigenen Rhythmus kennenzulernen, ihn zu akzeptieren und in Ihr Leben zu integrieren.

Wie das geht? Nun, zuerst einmal durch Beobachtung. Lernen Sie sich neu kennen. Virginia Satir, die große amerikanische Psychologin, hat das einmal folgendermaßen ausgedrückt:

> *Mein Bekenntnis zur Selbstachtung*
> Ich bin ich selbst.
> Es gibt auf der ganzen Welt keinen, der mir vollkommen gleich ist. Es gibt Menschen, die in manchem sind wie ich, aber niemand ist in allem wie ich. Deshalb ist alles, was von mir kommt, original mein; ich habe es gewählt. Alles, was Teil meines Selbst ist, gehört mir – mein Körper und alles, was er tut, mein Geist und meine Seele mit allen dazugehörigen Gedanken und Ideen, meine Augen und alle Bilder, die sie aufnehmen, meine Gefühle, gleich welcher Art: Ärger, Freude, Frustration, Liebe, Enttäuschung, Erregung; mein Mund und alle Worte, die aus ihm kommen, höflich, liebevoll oder barsch, richtig oder falsch, meine Stimme, laut oder sanft, und alles, was ich tue in Beziehung zu anderen und zu mir selbst.

Mir gehören meine Fantasie, meine Träume, meine Hoffnungen und meine Ängste. Mir gehören meine Siege und Erfolge, all mein Versagen und meine Fehler. Weil alles, was zu mir gehört, mein Besitz ist, kann ich mit allem zutiefst vertraut werden. Wenn ich das werde, kann ich mich liebhaben und kann mit allem, was zu mir gehört, freundlich umgehen. Und dann kann ich möglich machen, daß alle Teile meiner selbst zu meinem Besten zusammenarbeiten.

Ich weiß, daß es manches an mir gibt, was mich verwirrt, und manches, was mir gar nicht bewußt ist. Aber solange ich liebevoll und freundlich mit mir selbst umgehe, kann ich mutig und voll Hoffnung darangehen, Wege durch Wirrnis zu finden und Neues an mir selbst zu entdecken …

Wie immer ich in einem Augenblick aussehe und mich anhöre, was ich sage und tue, das bin ich. Es ist original (authentisch) und zeigt, wo ich in diesem einen Augenblick stehe.

Wenn ich später überdenke, wie ich aussah und mich anhörte, was ich sagte und tat, und wie ich gedacht und gefühlt habe, werde ich vielleicht bei manchem feststellen, daß es nicht ganz paßte. Ich kann dann das aufgeben, was nicht passend ist, und behalten, was sich als passend erwies, und ich erfinde etwas Neues für das, was ich aufgegeben habe.

Ich kann sehen, hören, fühlen, denken, reden und handeln. Ich habe damit das Werkzeug, das mir hilft zu überlegen; anderen Menschen nahe zu sein, produktiv zu sein und die Welt mit ihren Menschen und Dingen um mich herum zu begreifen und zu ordnen.

Ich gehöre mir, und deshalb kann ich mich lenken und bestimmen.

Ich bin ich, und ich bin o. k.[17]

Sie werden sich jetzt vielleicht fragen, was das Ganze mit Partnerschaft zu tun hat. Es geht mir um den Zustand, den verschiedene Tätigkeiten in Ihnen auslösen. Wie in meinem Fall beim Stöbern in schönen Kochbüchern und dem Nachkochen von Rezepten erscheint es mir wichtig, dass Sie herausfinden, was Sie zufriedenstellt. Wenn Sie diesen Zustand erreicht haben, genießen Sie ihn, auch wenn diese Momente recht selten sein sollten. Der Effekt ist, dass Sie auch zufriedener mit Ihrer Partnerschaft sein können, wenn Sie möglichst viele solcher Zufriedenheitsmomente in sich zur Verfügung haben. Sie werden ausgeglichener sein und erleben, dass Sie selbst Ihre diversen Gemütszustände beeinflussen können.

Es geht auch um das Gefühl, Herr oder Herrin über sich selbst zu sein. Viele Hochsensible werden von dem Eindruck gequält, ihren Befindlichkeiten hilflos ausgeliefert zu sein. Machen Sie die Erfahrung, dass Sie Ihre Seelenzustände zu einem guten Teil selbst steuern können.

Auch dann wird es Tage geben, die schwierig sind und vom Chaos im Kopf und im Herzen bestimmt werden. Aber es ist ein Unterschied, ob Sie sich dem ausgeliefert fühlen oder ob Sie diese Momente als Teil Ihres Wesens akzeptieren, ohne den Sie nicht die Person wären, die Sie sind.

Also: Kochen Sie Tomatensoße, machen Sie Marmelade, backen Sie Brot, spielen Sie Klavier, stricken Sie Pulswärmer oder telefonieren Sie lange mit Ihrer besten Freundin – alles in dem Bewusstsein, dass Sie durch diese Beschäftigungen Ihre innere Zufriedenheit stärken und dadurch eine bessere Partnerin oder ein besserer Partner sein können.

Selbstverständlich haben auch normalsensible Menschen schlechte Tage, an denen sie missgelaunt sind und an denen die Dinge zäh laufen – mir scheint aber, dass Hochsensible größeren Schwankungen unterliegen und auch mehr darunter leiden. Und in Verbindung mit dem langen Nachhallen scheint es so zu sein, dass Hochsensitive länger an schlechten Tagen zu *knabbern* haben – oft noch Tage später. Da hilft es, sich zu *erden* und mit bodenständigen Dingen zu beschäftigen: Teig zu kneten, in der Erde zu graben, Rosen zu pflanzen und Gemüse zu schneiden beruhigt Geist und Körper.

4. Das Gemälde der Liebe malen

Ich bin beruflich viel unterwegs, und meistens nehme ich den Zug, um von A nach B zu gelangen. Reizoffen, wie ich bin, nehme ich dann alles Mögliche um mich herum wahr. Auf einer dieser Fahrten sah ich denn auch eine vergessene Zeitschrift. Da ich zu müde war, um ein ernsthaftes Buch zu lesen, aber mich auf der anderen Seite auch etwas beschäftigen wollte, blätterte ich darin. Auf der letzten Seite sprang mir ein Artikel ins Auge. Verfasser war Wilhelm Schmid, Philosoph aus Berlin. Er schrieb, wenn es in der Beziehung an Farbe fehlen sollte, dann solle man überlegen, welche Farbe denn fehle. Vielleicht überwögen die grauen Stunden des Alltags und es fehle an lindgrünen Stunden der Zufriedenheit? Oder vielleicht täten dem Gemälde der Beziehung ein paar mehr rosarote Sprenkel der erotischen Begegnung gut? Blaue Stunden des Gesprächs seien für das Bild einer Beziehung auch wichtig, so wie purpurne Stunden der Selbstvergessenheit.

Man kann diesen Gedanken, ein Gemälde der Beziehung zu malen, natürlich auch ausdehnen auf die Zeiten der schlechten

Laune, des Misstrauens, des Neides und der Eifersucht. Außerdem gibt es Zorn, Schmerz, Traurigkeit und auch Bitterkeit. Welche Farben geben Sie diesen Gefühlen?

Ich habe eine Idee für Sie: Gestalten Sie doch an einem langen freien Abend mit Ihrem Partner zusammen das Gemälde Ihrer Beziehung. Nehmen Sie sich ein Glas Wein oder einen Tee dazu, ziehen Sie sich Wohlfühlklamotten an und machen Sie es Ihnen beiden so behaglich wie möglich.

Und dann überlegen Sie gemeinsam: Welche Farben überwiegen momentan in Ihrer Beziehung? Und warum? Es kann durchaus sein, dass Sie beide ein anderes Bild Ihrer Partnerschaft malen würden – da, wo der eine vor allem Grau sieht, ist es für die andere möglicherweise Gelb mit roten Einsprengseln. Greifen Sie zu den Materialien, die Sie natürlich vorbereitet haben, und malen Sie tatsächlich. Auf Leinwand oder Karton oder auf einem Stück alte Tapete. Ob mit Pinseln oder Filzstiften, spielt im Grunde keine Rolle, auch wenn ich persönlich finde, dass ein Pinsel mit weichen Borsten am besten dafür geeignet ist, die Gefühle fließen zu lassen.

Wenn es gelingt, dass Sie beide ehrlich zu sich selbst und miteinander sind, dann haben Sie am Ende des Abends eine Momentaufnahme Ihrer Beziehung gestaltet, so wie sie sich gerade für Sie beide anfühlt.

Gleichzeitig wissen Sie nun auch, und Sie sehen es sogar vor sich, wie sich Ihr Partner fühlt und was gegebenenfalls als Farbe in Ihrer Beziehung fehlt. Sie sehen aber auch, was sie an Möglichkeiten beinhaltet.

Wiederholen Sie die Übung ein halbes Jahr später und wieder ein halbes Jahr danach noch einmal. Auf diese Weise wird eine Entwicklung sichtbar.

Als Variante können Sie dieses Experiment auch für sich allein machen – seien Sie sich bewusst, dass dabei natürlich nur die Hälfte, Ihre Seite, sichtbar wird. Aber auch das kann mitunter zur Klärung beitragen.

5. Frieden schließen

Ich ziehe mich für ein kurzes Wochenende in ein ehemaliges Kloster zurück, um an diesem Buch zu arbeiten. Ich kenne das von mir, dass ich manchmal allein sein und den äußeren Rahmen wechseln muss, um mich auf Projekte konzentrieren zu können. Freiräume sind für mich wichtig, um neue Gedanken zuzulassen, Inspirationen einzuladen und auch, um mich selbst wieder einmal in einem anderen Rahmen zu erleben. Und ich mag alte Klöster – ich meine jeweils noch etwas von den gelebten Leben in diesen Mauern wahrnehmen zu können. Menschliche Schicksale, mit jahrhundertealter Geschichte verknüpft, hinterlassen ihre Spuren. Ich mag den Gedanken, dass genau auf diesen Steinen, auf denen ich jetzt gehe, Mönche oder Nonnen vor ein paar Hundert Jahren gegangen sind.

Ich habe mir für dieses Wochenende ein altes Zisterzienserkloster ausgesucht – heute ist es ein Seminar- und Bildungshaus mit Gästezimmern, landschaftlich schön gelegen – der Blick geht weit über Felder, Wiesen und Wälder, begrenzt am Horizont durch Berge, die jetzt, Anfang März, noch weiße Schneehauben tragen.

Ich mache mich auf Entdeckungsreise durch die Klosteranlage. Alles ist hell und freundlich, wenn auch kaum noch Zeichen von authentischer Vergangenheit sichtbar sind. Hier und da blitzt unverhofft ein altes Stück Mauerwerk hervor, einzelne Treppenstufen scheinen original belassen worden zu sein und weisen in der Mitte eine Vertiefung auf, dort, wo Tausende Füße sie begangen haben. Grabplatten mit lateinischen Inschriften und Symbolen, die heute wohl kaum jemand entziffern kann und die deshalb für den laienhaften Betrachter rätselhaft bleiben, sind im Boden der Kirche und des Kreuzganges eingelassen und zeugen von denjenigen, die einmal hier gelebt haben und auch hier gestorben sind. Aus dem alten Refektorium, dem ehemaligen Speisezimmer der Mönche, und vielen anderen Räumen sind helle und zweckmäßig eingerichtete Seminarräume geworden. Verputzte und weiß gestrichene Wände verhüllen das ursprüngliche Mauerwerk. Aus den Schlafkammern der Mönche sind ebenso helle, freundliche und zweckmäßige Gästezimmer entstanden.

Aber einen Raum gibt es, in dem die Geschichte lebendig wird: Das ehemalige Krankenzimmer ist weitgehend original erhalten, auch wenn im Laufe der Jahrhunderte das Deckengemälde weiß verputzt wurde und bis jetzt, wohl aus finanziellen Gründen, auf eine Freilegung verzichtet wurde. Heute ist diese Kammer ein Raum der Stille und Meditation. Ungeheizt und schmal, vermittelt er etwas von der Lebenswirklichkeit der Menschen, die hier einmal gelebt haben.

Dies ist also der Rahmen, den ich mir für vierundzwanzig Stunden *geliehen* habe, um meinen Gedanken über Partnerschaft und Beziehungen nachzugehen.

Spontan entschließe ich mich, der Einladung zum Mittagsgebet zu folgen, und finde mich dazu in einem Nebenraum des Kreuzganges ein. Ich bleibe die einzige Besucherin, was eine Herausforderung für mich ist, denn ich bin, wie die meisten introvertierten Hochsensiblen, nicht gerne so exponiert. Und als mir die Presbyterin ein Gesangbuch in die Hand drückt, merke ich, wie meine innere Anspannung in die Höhe schnellt. Muss ich etwa singen – ganz allein mit dieser fremden Frau? Und wie muss ich mich überhaupt benehmen, was wird von mir erwartet? Und worauf lasse ich mich da ein? Nur die bewusste Erinnerung, dass ich mich einlassen möchte und erwachsen genug bin, um erstens Neues zuzulassen und zweitens mich zu erklären, macht mich ruhiger. So kann ich schließlich sagen: »Ich bin etwas ungeübt in diesen Dingen und es macht mich schon nervös, wenn Sie mir das Gesangbuch in die Hand drücken und ich alleine singen muss.« Und dann sagt sie den wunderbaren Satz: »Dann singe eben ich und Sie hören zu und genießen es.« Da kann ich mich entspannen und zurücklehnen.

Es wird eine berührende Viertelstunde – sie führt sehr souverän durch die kleine Liturgie und vermittelt mir so viel Sicherheit, dass ich mich ein wenig fallen lassen kann. Und dann kommt tatsächlich mein alter Konfirmationsspruch in Form eines Liedes vor, Psalm 23. Ich habe jahrzehntelang nicht mehr daran gedacht, und jetzt hier, an diesem Ort, die vertrauten Worte wieder zu hören, berührt mich ganz eigenartig. Schließlich mache ich eine Entdeckung: Durch die Sicherheit, die diese Frau ausstrahlt, durch das Ritual, das einen festen Ablauf hat, und durch die Präsenz von Psalm 23, der mich lange Zeit meines Lebens begleitet hat, wird es mir möglich, mich zu dieser Frau in Beziehung zu setzen. Ich kann ihr offen von mir erzählen und von der Bedeutung, die dieser Text für mich hat. Ich merke, wie es sie freut.

Sie werden sich vielleicht schon eine Weile fragen, warum ich Ihnen das alles erzähle, in einem Buch, in dem es um Partnerschaften geht. Ich denke, dass Hochsensible mehr als Normalsensible bestimmte Bedingungen brauchen, um sie selbst sein zu können. Zu diesen Voraussetzungen gehören ein größtmögliches Maß an Sicherheit, eine freundliche Ordnung und die Anknüpfung an eigene Erfahrungen, die ein Mitreden möglich machen.

Orte wie Klöster sind von einer Ordnung und Struktur geprägt, die, wenn sie mit großer Freundlichkeit einhergeht, sehr wohltuend sein können. Es gibt feste Gebetszeiten, und da moderne Klöster auch mit der Zeit gehen, heißt das Tageszeitengebet mancherorts *Wellness für die Seele*.

Vielleicht stellt es eine gute Möglichkeit für Sie dar, einmal im Jahr ein paar freie Tage an ähnlichen Orten zu verbringen.

Zeiten für sich selbst einzuplanen, bedeutet auch gleichzeitig, an Ihre Partnerschaft und Ehe zu denken. Sie werden ein zufriedenerer Partner oder eine zufriedenere Partnerin sein, wenn Sie auch an sich denken. Probieren Sie es aus: Welche Orte tun Ihnen gut? Welche Rahmenbedingungen braucht es, damit Sie sich entspannen können? Finden Sie Orte, die Ihrer hochsensiblen Seele guttun, und begeben Sie sich mindestens einmal im Jahr dorthin. Nähren Sie Ihre Seele; wenn Sie gut genährt und *satt* sind, wird es auch Ihrer Beziehung guttun. Finden Sie Ihre persönlichen Kraftorte und nehmen Sie sich vielleicht Postkarten oder Fotos von dort mit, die Sie bei sich tragen können und die Sie an den Aufenthalt dort erinnern, wann immer Sie sie ansehen.

IV. Zum Vertiefen

1. Fragebogen »Bin ich hochsensibel?« (nach Elaine Aron)*

Im Nachfolgenden finden Sie zwei der gängigen Fragebögen zum Thema Hochsensibilität. Sie sind den Büchern von Elaine Aron entnommen. Wie bei allen Tests und Fragebögen möchte ich Sie bitten, auch diese als Annäherung und erste Einschätzung zu betrachten. Laut Aron sollten Sie sich ab zwölf zutreffenden Antworten näher mit dem Thema Hochsensibilität befassen. Aber auch wenn Sie weniger Antworten haben, dafür aber in einigen Bereichen sehr ausgeprägt wahrnehmen, können Sie hochsensibel sein.

	zutreffend	nicht zutreffend
Mir scheint, dass ich Feinheiten um mich herum wahrnehme.		
Die Launen anderer machen mir etwas aus.		
Ich neige zu Schmerzempfindlichkeit.		
Koffein wirkt sich besonders stark auf mich aus.		

* Aron: Sind Sie Hochsensibel? – Wie Sie Ihre Empfindsamkeit erkennen, verstehen und nutzen. © 2005 mvg Verlag, ein Imprint der Münchner Verlagsgruppe GmbH, München. http://www.mvg-verlag.de All rights reserved. Mit freundlicher Genehmigung des Verlages.

Ich habe ein reiches, komplexes Innenleben.		
Laute Geräusche rufen ein Gefühl des Unwohlseins in mir hervor.		
Kunst und Musik können mich tief bewegen.		
Ich bin gewissenhaft.		
Ich erschrecke leicht.		
Veränderungen in meinem Leben lassen mich aufschrecken und beunruhigen mich.		
Wenn viel um mich herum los ist, reagiere ich schnell gereizt.		
Ich bin sehr darum bemüht, Fehler zu vermeiden bzw. nichts zu vergessen.		
Es nervt mich sehr, wenn man von mir verlangt, mehrere Dinge gleichzeitig zu erledigen.		
Ich werde fahrig, wenn ich in kurzer Zeit viel zu erledigen habe.		
Ich achte darauf, mir keine Filme und TV-Serien mit Gewaltszenen anzuschauen.		
An stressigen Tagen muss ich mich zurückziehen können.		
Helles Licht, unangenehme Gerüche, laute Geräusche oder kratzige Stoffe beeinträchtigen mein Wohlbefinden.		
Wenn Menschen sich in ihrer Umgebung unwohl fühlen, meine ich zu wissen, was getan werden müsste, damit sie sich wohlfühlen.		

Hungergefühl verursacht heftige Reaktionen, es beeinträchtigt meine Laune und meine Konzentration.		
Ich bemerke und genieße feine und angenehme Gerüche, Geschmacksrichtungen, Musik und Kunstgegenstände.		
Als ich ein Kind war, schienen meine Eltern und Lehrer mich für sensibel und schüchtern zu halten.		
Es zählt zu meinen Prioritäten, mein Leben so einzurichten, dass ich aufregenden Situationen oder solchen, die mich überfordern, aus dem Weg gehe.		
Wenn man mich beobachtet, werde ich so nervös und fahrig, dass ich viel schlechter abschneide als unter normalen Umständen.		

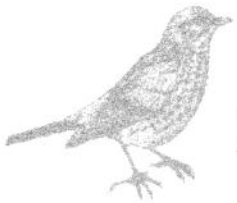

2. Fragebogen »Sind Sie ein High Sensation Seeker?« (nach Elaine Aron)[**]

	zutreffend	nicht zutreffend
Wenn es ungefährlich wäre, würde ich gerne eine Droge ausprobieren, die mir fremdartige, neue Erlebnisse verschaffen würde.		
Manche Unterhaltungen langweilen mich beinahe zu Tode.		
Ich würde mich lieber an einen Ort begeben, der mir möglicherweise nicht gefällt, als wieder an einen Ort zurückzukehren, den ich bereits kenne.		
Ich würde gerne eine Sportart ausprobieren, die mir einen körperlichen Kick verschafft, wie Skifahren, Bergklettern oder Surfen.		
Wenn ich länger zu Hause bin, werde ich unruhig.		
Ich mag es nicht, wenn ich auf etwas warten muss und dabei nichts zu tun habe.		
Ich sehe mir einen Film selten öfter als einmal an.		
Ungewohntes macht mir Spaß.		

[**] Aron: Hochsensibilität in der Liebe. Wie Ihre Empfindsamkeit die Partnerschaft bereichern kann.© 2006 mvg Verlag, ein Imprint der Münchner Verlagsgruppe GmbH, München. http://www.mvg-verlag.de All rights reserved. Mit freundlicher Genehmigung des Verlages.

Wenn ich etwas Ungewöhnliches sehe, weiche ich von meinem Weg ab, um es mir genauer anzuschauen.		
Es langweilt mich, jeden Tag mit den gleichen Leuten zu verbringen.		
Meine Freunde sagen, es sei schwer vorherzusagen, was ich vorhabe.		
Ich vermeide tägliche Routine.		
Ich fühle mich zu Kunst hingezogen, die mir ein intensives Erlebnis verschafft.		
Ich mag Substanzen, die mich high machen.		
Ich bevorzuge Freunde, die sich unberechenbar verhalten.		
Ich freue mich auf Orte, die neu und fremd für mich sind.		
Wenn ich Geld für eine Reise ausgebe, ist das Land desto besser, je fremdartiger es ist.		
Ich wäre gern ein/e Forscher/in.		
Es gefällt mir, wenn jemand einen anzüglichen Witz erzählt oder eine solche Bemerkung macht und dann alle leicht nervös zu lachen beginnen.		

3. Der Ansatz des *Somatic Experiencing* von Peter Levine

Für diejenigen, die sich eingehender mit Traumata auseinandersetzen möchten, stelle ich hier den Ansatz des *Somatic Experiencing* von Peter Levine, einem amerikanischen Biologen und Psychologen, vor.

Dieses Konzept erscheint mir für hochsensible Menschen und diejenigen, die mit ihnen beruflich und/oder privat umgehen, nützlich, um Reaktionen und Verhaltensweisen aufgrund von traumatischen Erlebnissen besser zu verstehen. Außerdem bietet es eine Methode der Traumabearbeitung an, die meines Erachtens sehr nachhaltig und tief greifend ist, da sie direkt mit dem Nervensystem arbeitet.

Ausgehend von Beobachtungen von Tieren in freier Wildbahn, hat Peter Levine erkannt, dass frei lebende Tiere, obwohl sie täglich lebensbedrohende Situationen erleben, nicht traumatisiert werden (bei Tieren, die domestiziert sind, ist das anders). Er hat beobachtet, dass Tiere nach überstandener Bedrohung die Erregung und Anspannung förmlich *abschütteln*. Das machen Menschen in der Regel nicht, sondern sie versuchen, weiterzumachen wie vorher. Für Levine definiert sich ein Trauma durch die im Bedrohungszustand erlebte und gespeicherte Energie im Nervensystem. Wird diese Energie nach der Bedrohung nicht abgeleitet, bleibt sie im Nervensystem eingefroren und wird in zukünftigen Situationen abgerufen. Je nachdem, ob der Organismus eher Kampf-, Flucht- oder Erstarrungstendenzen hat, zeigt sich ein nicht verarbeitetes Trauma entsprechend. Viele Hochsensible neigen dazu, schwierigen Situationen oder Erlebnissen mit Erstarrung zu begegnen, weil sie sich oft hilflos fühlen und keine Ressourcen zur Verfügung haben, um sie angemessen zu bewältigen. Das ist auch schon bei Kindern zu beobachten, die angesichts einer Matheprüfung in eine Art resignierte Hilflosigkeit fallen, was auch eine Art Erstarrung darstellt.

Aufgrund dieser Beobachtungen und seiner Forschungen entwickelte Peter Levine die Methode des *Somatic Experiencing*, mit der Traumata durch Körperarbeit aufgelöst werden können. Es handelt sich dabei um eine körperbasierte Arbeit, die es auf behutsame und langsame Weise ermöglicht, die gespeicherte Energie zu lösen und dem Organismus wieder zur Verfügung zu stellen. Wer sich weiter mit dieser spannenden Thematik auseinandersetzen möchte, dem sei das Buch *Trauma-Heilung* von Peter Levine empfohlen.[18]

4. Weiterführende Literatur

Aron, Elaine: Das hochsensible Kind. Wie Sie auf die besonderen Schwächen und Bedürfnisse Ihres Kindes eingehen. MVG Verlag, München 2008.

Aron, Elaine: Hochsensibilität in der Liebe. Wie Ihre Empfindsamkeit die Partnerschaft bereichern kann. MVG Verlag, München 2006.

Aron, Elaine: Sind Sie hochsensibel? Wie Sie Ihre Empfindsamkeit erkennen, verstehen und nutzen. MVG Verlag, München 2011.

Aron, Elaine: Sind Sie hochsensibel? Ein praktisches Handbuch für hochsensible Menschen. Das Arbeitsbuch. MVG Verlag, München 2014.

Arzmüller, Barbara: Sensible Menschen. Gute Wege zum Schützen und Stärken. Schirner Verlag, Darmstadt 2013.

Blumentritt, Lena: High sensory-processing sensitivity. Eine empirisch-quantitative Studie zu Hochsensitivität. Books on Demand, Norderstedt 2012.

Brackmann, Andrea: Jenseits der Norm – hochbegabt und hochsensibel? Die seelischen und sozialen Aspekte der Hochbegabung bei Kindern und Erwachsenen. Klett-Cotta Verlag, Stuttgart 2013.

Crawford, Catherine: Ich fühle was, was du nicht fühlst. Hochsensible Kinder verstehen. Patmos Verlag, Ostfildern 2010.

Felten-Leidel, Beate: Hasenherz und Sorgenketten. Mein Leben mit der Angst. Balance Buch und Medien Verlag, Köln 2012.

Göckel, Renate: Was Hochsensible glücklich macht. Leben mit einer seelischen Begabung. Herder Verlag, Freiburg im Breisgau 2013.

Haberthür, Nora: Wege der Heilung – Wege der Hoffnung. Erfahrungen und Hintergründe von Heilung. Paulusverlag Academic Press Fribourg, Freiburg/Schweiz 2013.

Heintze, Anne: Außergewöhnlich normal. Hochbegabt, hochsensitiv, hochsensibel. Wie Sie Ihr Potenzial erkennen und entfalten. Ariston Verlag, München 2013.

Hensel, Ulrike: Mit viel Feingefühl. Hochsensibilität verstehen und wertschätzen. Junfermann Verlag, Paderborn 2013.

Hofmann, Antje Gertrud: Hochsensible Kinder. Die liebevollen Boten des Universums. J. Kamphausen Verlag, Bielefeld 2011.

Konrad, Sandra:Jeder hat seinen eigenen Holocaust. Die Auswirkungen des Holocaust auf jüdische Frauen dreier Generationen. Eine internationale psychologische Studie. Haland & Wirth im Psychosozial-Verlag, Gießen 2007.

Lengyel, Ronald: Wirtschaftsfaktor: Hochsensibiltät. Wahrnehmung und Einschätzung von Hochsensibilität im Beruf. Pesermo Verlag, Waldneukirchen 2013.

Leuze, Julie: Empfindsam erziehen. Tipps für die ersten 10 Lebensjahre des hochsensiblen Kindes. Festland Verlag, Wien 2011.

Lüling, Christa und Dirk: Lastentragen – die verkannte Gabe. Hochsensible Menschen als emotionale Lastenträger. Asaph Verlag, Lüdenscheid 2012.

Lüling, Christa und Dirk: Mit feinen Sensoren. Hochsensitive Kinder verstehen und ins Leben begleiten. Asaph Verlag, Lüdenscheid 2014.

Marletta-Hart, Susan: Achtsam leben mit Hochsensibilität. Inklusive Übungs-CD. J. Kamphausen Verlag, Bielefeld 2011.

Marletta-Hart, Susan: Leben mit Hochsensibilität. Herausforderung und Gabe. J. Kamphausen Verlag, Bielefeld 2009.

Marletta-Hart, Susan: Leben mit hochsensiblen Kindern. Einfühlsame Unterstützung für Ihr Kind. J. Kamphausen Verlag, Bielefeld 2013.

Nebel, Jutta: Wenn du zu viel fühlst. Wie Hochsensible den Alltag meistern. Schirner Verlag, Darmstadt 2013.

Nebel, Jutta: Hochsensible voll im Leben. Das HSP-Arbeitsbuch. Schirner Verlag, Darmstadt 2009.

Parlow, Georg: Zart besaitet. Selbstverständnis, Selbstachtung und Selbsthilfe für hochsensible Menschen. Festland Verlag, Wien 2003.

Pfeifer, Samuel: Der sensible Mensch. Leben zwischen Begabung und Verletzlichkeit. SCM Hänssler, Holzgerlingen 2012.

Pfeifer, Samuel: Wenn Sensibilität zur Krankheit wird. Seminarheft Psychiatrie und Seelsorge. Klinik Sonnenhalde, Riehen 2012.

Preußler, Renate E.: Gratwanderung. Mein Sohn war hochsensibel. Westkreuz Verlag, Berlin 2013.

Roemer, Cordula: Ich bin, wie ich bin. Hochsensible Menschen erzählen aus ihrem Leben. Schibri Verlag, 2012.

Rupprecht, Susanne/Parlow, Georg: Ethisches Marketing. Nachhaltige Strategien für Klein- und Mikro-Unternehmen. Festland Verlag, Wien 2008.

Schorr, Brigitte: Hochsensibilität. Empfindsamkeit leben und verstehen. 5. Auflage. SCM Hänssler, Holzgerlingen 2014.

Schorr, Brigitte: Hochsensible Mütter. 3. Auflage. SCM Hänssler, Holzgerlingen 2014.

Schweingruber, Eduard: Der sensible Mensch. Kindler, München 1969 (nur noch antiquarisch erhältlich).

Sellin, Rolf: Wenn die Haut zu dünn ist. Hochsensibilität – vom Manko zum Plus. Kösel Verlag, München 2011.

Skarics, Marianne: Sensibilität und Partnerschaft. Hochsensible Menschen erzählen. Festland Verlag, Wien 2010.

Skarics, Marianne: Sensibel kompetent. Zart besaitet und erfolgreich im Beruf. Festland Verlag, Wien 2007.

Trappmann-Korr, Birgit: Hochsensitiv – einfach anders und trotzdem ganz normal. Leben zwischen Hochbegabung und Reizüberflutung. VAK Verlag, Kirchzarten bei Freiburg 2014.

Wesa, Maike: Sie nannten mich Sensibelchen. Warum hohe Sensibilität genial ist und wie sensible Menschen mit Ignoranz und Vorurteilen umgehen können. Books on Demand, Norderstedt 2010.

5. Website-Empfehlungen

Link	**Beschreibung**
www.hochsensibel.org	Der Informations- und Forschungsverband für Hochsensibilität in Deutschland.
www.hochsensibilitaet.ch	Diese von Marianne Schauwecker geführte Schweizer Website für hochsensible Personen bietet u. a. Listen mit Therapeuten und spezialisierten Beratern. Auch finden Sie hier gute einführende Texte und hilfreiche Tipps zur Bewältigung von Überstimulation.
www.hochsensible.ch	*Sehweise* = Website von Helene Schudel, die Beratung und Coaching für Eltern, Lehrer, Partner sowie Hochsensible selbst anbietet.
www.hochsensiblehilfe.de	Die Hochsensible Alltagshilfe (kurz HAH!) richtet sich an alle Menschen, die hochsensibel sind, hochsensible Menschen in ihrem Umfeld haben, mit hochsensiblen Menschen arbeiten oder sich informieren möchten.
www.ifhs.ch	Die Seite des Institutes für Hochsensibilität bietet Einzelberatungen, Kurse, Informationen und Vorträge zum Thema und führt einmal jährlich einen Lehrgang für Fachpersonen durch.

www.selbsthilfeschweiz.ch	Nationaler Dachverband der regionalen Selbsthilfezentren. Darauf sind Themenlisten aller registrierten Selbsthilfegruppen – auch zum Thema Hochsensibilität – zu finden.
www.sensibel-beraten.de	Dies ist die Adresse in Berlin für Hochsensible.
www.susanmarlettahart.com	Susan Marletta-Hart hat einige Bücher zu dem Thema Hochsensibilität veröffentlicht, hält Vorträge und Seminare und bietet seit 2014 auch persönliche Coachings an.
www.zartbesaitet.net	Die Website des österreichischen Vereins »Zart besaitet – Gesellschaft zur Förderung und Pflege der Belange hochempfindlicher Menschen«. Hier finden Sie auch einen Onlinetest mit sofortiger Auswertung.

Anmerkungen

1 Projektstudie FHNW »Hochsensible Menschen im Beruf«, 2014.
2 Vgl. die Literaturliste in Teil IV.
3 Vgl. Gerald Hüther: Was wir sind und was wir sein könnten. Ein neurobiologischer Mutmacher. Fischer Taschenbuch Verlag, Frankfurt 2013.
4 Vgl. Thomas Rammsayer et al.; in: Zeitschrift für Differentielle und Diagnostische Psychologie, 21 (4), 2000, S. 255–269.
5 Interessierten möchte ich an dieser Stelle folgendes Buch empfehlen: Allen Frances: Normal. Gegen die Inflation psychiatrischer Diagnosen. DuMont Buchverlag, Köln 2013.
6 Das relativ neue Forschungsgebiet der Epigenetik (einem Forschungszweig der Biologie) geht diesen Fragen nach. Lesen Sie zum Beispiel Joachim Bauer: Das Gedächtnis des Körpers. Wie Beziehungen und Lebensstile unsere Gene steuern. Eichborn Verlag, Köln 2002.
7 Georg Parlow: Zart besaitet. Selbstverständnis, Selbstachtung und Selbsthilfe für hochsensible Menschen. Festland Verlag, Wien 2003.
8 Vgl. Isa Grüber: Was der Körper zu sagen hat. Südwest Verlag, München 2013.
9 Im Teil IV dieses Buches weise ich auf einen Ansatz hin, der meines Erachtens gerade für Hochsensible einen behutsamen Weg darstellt, um zu größerer innerer Sicherheit zu gelangen und traumatischen Stress abzubauen.
10 ICD 10 (Kompendium der Weltgesundheitsorganisation).
11 DSM IV (herausgegeben von der amerikanischen Gesellschaft für Psychiatrie).
12 Diana und Michael Richardson: Zeit für Gefühle. Die Krux mit den Emotionen in der Partnerschaft. Edition Innenwelt, Köln 2006.
13 Franziska Borries: Gibt es die »Hochsensiblen«? Eine taxometrische Untersuchung des Persönlichkeitskonstrukts Sensory-Processing Sensitivity, Universität Bielefeld, 2012.
14 Alice Miller: Das Drama des begabten Kindes und die Suche nach dem wahren Selbst. Suhrkamp Verlag, Berlin 1983.
15 Susan Cain: Still. Die Kraft der Introvertierten. Goldmann Verlag, München 2013.
16 Werner Tiki Küstenmacher, Lothar Seiwert, Simplify your life: Einfacher und glücklicher leben, Campus, Frankfurt 2013.
17 Virginia Satir: Selbstwert und Kommunikation. Familientherapie für Berater und zur Selbsthilfe. Klett-Cotta Verlag, Stuttgart [18]2007, S. 37-38.
18 Peter Levine: Trauma-Heilung. Die Energien des Lebens wiedererwecken, Synthesis Verlag, 1998.

Brigitte Schorr

Hochsensible Mütter

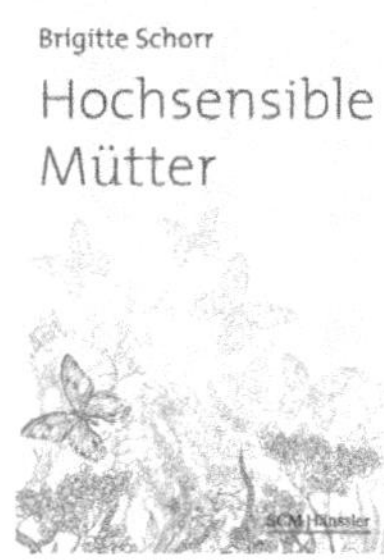

Paperback, 13,5 x 20,5 cm, 208 S.
Nr. 395.441, ISBN 978-3-7751-5441-3

Ein Kind zu haben ist für hochsensible Frauen wie eine Fahrt mit der Achterbahn. Eine Flut von Wahrnehmungen und Gefühlen stürzt auf sie ein und bringt sie oft an ihre Grenzen. Dieses Buch bietet praktische Anregungen und Denkanstöße für einen entspannteren Alltag.

Brigitte Schorr

Hochsensibilität

Empfindsamkeit leben und verstehen

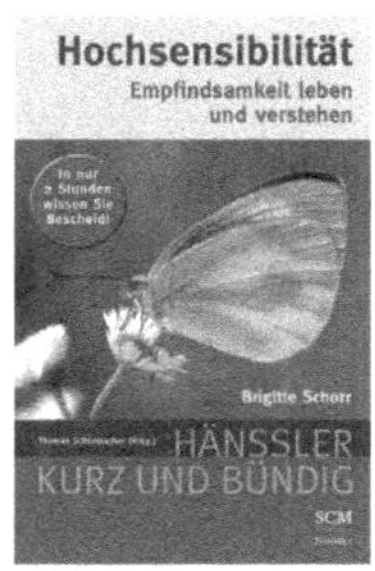

Taschenbuch, 12 x 19 cm, 80 S.
Nr. 395.336, ISBN 978-3-7751-5336-2

Sie nehmen innere und äußere Reize viel stärker wahr als der Durchschnitt: 15–20 Prozent der Menschen gehören zu den hochsensiblen Persönlichkeiten. Doch das empfindsame Nervensystem ist Gabe und Last zugleich. Einblicke in ein Thema, das mehr betrifft, als man denkt.

Bitte fragen Sie in Ihrer Buchhandlung nach diesen Büchern!
Oder schreiben Sie an: SCM Hänssler, D-71087 Holzgerlingen;
E-Mail: info@scm-haenssler.de; Internet: www.scm-haenssler.de